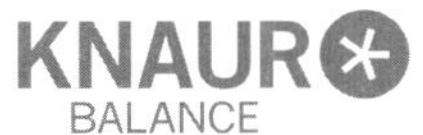
KNAUR
BALANCE

Matilda Heindow

Ein kleines bisschen besser

Dein Mental-Health-Mutmacher für graue Tage

Aus dem Englischen
von Alexandra Baisch

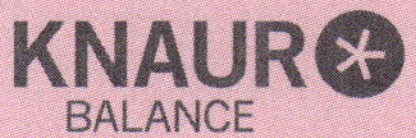

**Für alle Menschen, die mich so lieben,
wie ich bin, und alles mit mir durchstehen.**

Die englischsprachige Ausgabe erschien 2023 unter dem Titel
The Art of Feeling Better bei Vermilion, Penguin Random House UK, London.

**Besuchen Sie uns im Internet:
www.knaur-balance.de**

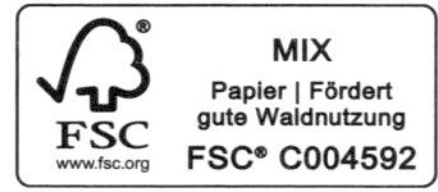

Deutsche Erstausgabe März 2024

First published as THE ART OF FEELING BETTER in 2023
by Vermilion, an imprint of Ebury Publishing. Ebury Publishing
is part of the Penguin Random House group of companies.

Redaktion: Karin Weber
Covergestaltung: Verlagsgruppe Droemer Knaur nach
einer Vorlage von Penguin Publishing, UK
Coverabbildung: Originaldesign von Beth Fee / Illustration von Matilda Heindow
Satz und Layout: Sandra Hacke, Dachau
Druck und Bindung: Firmengruppe APPL, aprinta druck, Wemding
ISBN 978-3-426-44654-6

2 4 5 3 1

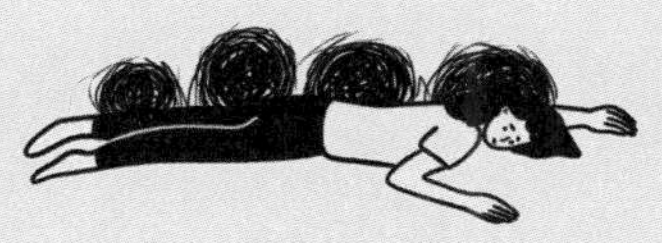

INHALTSVERZEICHNIS

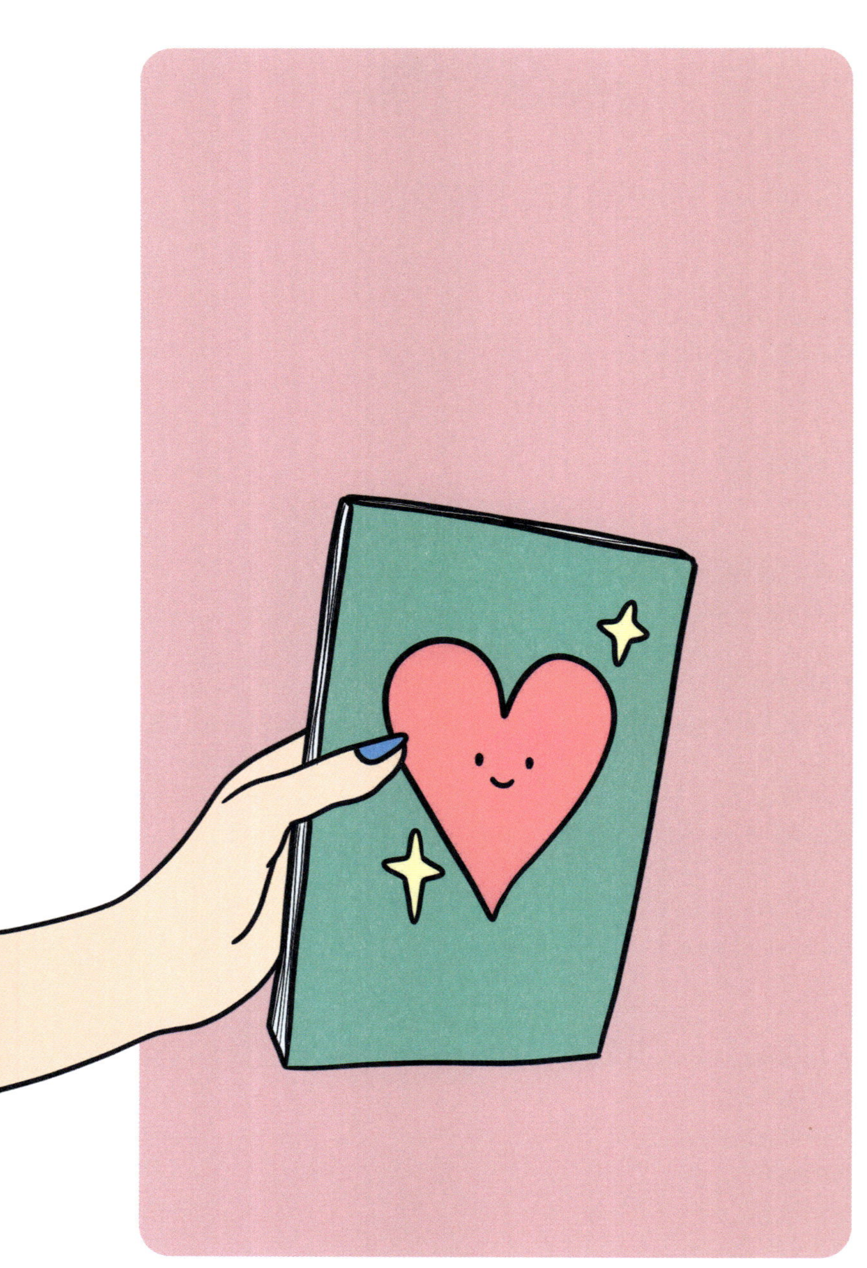

EINFÜHRUNG

Dieses Buch ist für dich

Ich habe dieses Buch für dich geschrieben – ja, ganz genau, für dich. Vielleicht hat es dir jemand geschenkt, der dich liebt, oder aber du hast es dir selbst geschenkt. Vielleicht hast du zu diesem Buch gegriffen, weil du Probleme mit deiner psychischen Gesundheit hast oder weil dir gerade alles so richtig schwerfällt, vielleicht fühlst du dich aber auch schon seit geraumer Zeit nicht mehr so, als wärst du noch du selbst. Gut möglich, dass du gerade von Hoffnung befeuert oder aber hoffnungslos verzweifelt bist. Wer auch immer du bist und was auch immer du gerade durchmachst, wenn du dich mit deiner mentalen Gesundheit befassen musst, dann ist dieses Buch genau richtig für dich.

Dieses Buch zeichnet mein eigenes Ringen um meine mentale Gesundheit auf, vom ersten Symptom und dem ersten Therapiebesuch bis hin zu dem positiven Ort, an dem ich mich jetzt befinde – es ist eine ehrliche Reise der Genesung, voller Hochs und Tiefs, voller Rückschläge und Siege und allem, was ich auf dieser Reise gelernt habe. Ich schreibe dieses Buch, da nur wenige Menschen darüber sprechen, wie sehr sie mit psychischen Problemen zu kämpfen haben, ganz unabhängig davon, wie verbreitet diese Erfahrung sein mag. Ich habe auf meine Erfahrung als Anfangspunkt zurückgegriffen, um mit dir über deine psychische Gesundheit und über das zu sprechen, was du vielleicht auch durchmachst – ob in der Vergangenheit, der Gegenwart oder der Zukunft. Ich möchte dir zeigen, dass du selbst in den Momenten, in denen es dir am schlechtesten geht, ganz sicher nicht allein und vor allen Dingen auch nicht verloren bist. In der Ferne zeichnen sich deine Hochs schon ab.

Auf diesen Seiten beschreibe ich, was ich auf meiner Reise gelernt habe (und was ich wieder verlernen musste). In Bildern und Worten lasse ich dich teilhaben an Tipps, die ich auf meinem Weg aufgeschnappt und die mir das Heilen ermöglicht haben, an Hilfsmitteln zur Selbstfürsorge, die tatsächlich helfen können, an Bewältigungsmechanismen, die einem auf dem Pfad der Genesung als Rettungsboot dienen können, und an neuen Perspektiven, die man erlangt, wenn man sich erneut mit sich selbst anfreundet. Kurz, ich lasse dich daran teilhaben, wie ich gelernt habe, zu leben (und nicht nur zu überleben), sodass du meiner Erfahrung das entnehmen kannst, was für dich nützlich ist.

Dieses Buch behandelt schwierige Themen, darunter auch Suizid, Trauma und Trauer. Fühl dich nicht dazu verpflichtet, diese Passagen zu lesen, wenn du das Gefühl hast, dass sie jetzt gerade vielleicht zu schwer für dich sind. Ich habe sie mit aufgenommen, weil ich die tatsächlichen Gegebenheiten meiner Reise mit anderen teilen wollte und der Meinung bin, dass diese Themen kein Tabu sein sollten. Sie sind dann für dich da, wenn du bereit dafür bist. Diese Abschnitte sind jeweils mit folgendem Symbol gekennzeichnet:

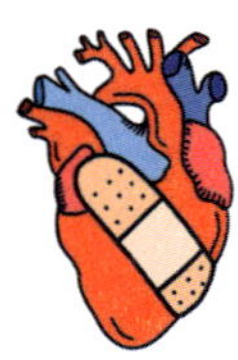

Ich lade dich dazu ein, dieses Buch so zu lesen, wie du es brauchst, ob das nun von Anfang bis zum Ende ist oder ob du dir die Passagen herauspickst, die dir in einer schwierigen Zeit helfen sollen. Jedes Kapitel ist kurz und mit Illustrationen von mir versehen, und ich hoffe, dass du das, was du brauchst, wenn du es brauchst, auch ganz einfach findest. Außerdem möchte ich dich dazu ermuntern, etwas zu unterstreichen oder an den Rand der Seiten zu schreiben, die dich ansprechen, dieses Buch einer Freundin oder einem Freund zu leihen, der oder dem es in letzter Zeit nicht so gut ging, oder es aber für dich in den Momenten greifbar zu haben, wenn du es am meisten brauchst. Ich würde mich freuen, wenn du es so benutzt, wie es dir und den Menschen, die dir wichtig sind, am meisten hilft.

Hoffentlich dient dir dieses Buch als Erinnerung daran, dass es Millionen Menschen gibt, denen es ähnlich erging oder ergeht wie dir, und dass es Hunderte Wege gibt, wie wir heilen können. Mein größter Wunsch wäre es, dir bei dem, was du gerade durchmachst, ein kleines bisschen Hoffnung zu schenken – dir eine Hand zu reichen, die deine hält, auch wenn du das Gefühl hast, dass alles um dich herum zusammenbricht. Die Betrachtungsweisen, Tipps und Tricks auf diesen Seiten helfen dir vielleicht auch dann weiter, wenn du nicht genau weißt, was du brauchst, oder wenn du nicht genug Energie hast, um zu wissen, wo du anfangen sollst. Nutze die Teile dieses Buchs, die dich ansprechen, und hebe dir alles andere für einen anderen Tag auf.

Am meisten aber hoffe ich, dass dieses Buch dir als Erinnerung dafür dient, dass du dich um deine psychische Gesundheit kümmern und dich selbst wie jemanden behandeln sollst, der es wert ist, dass man ihn oder sie umsorgt – denn das bist du!

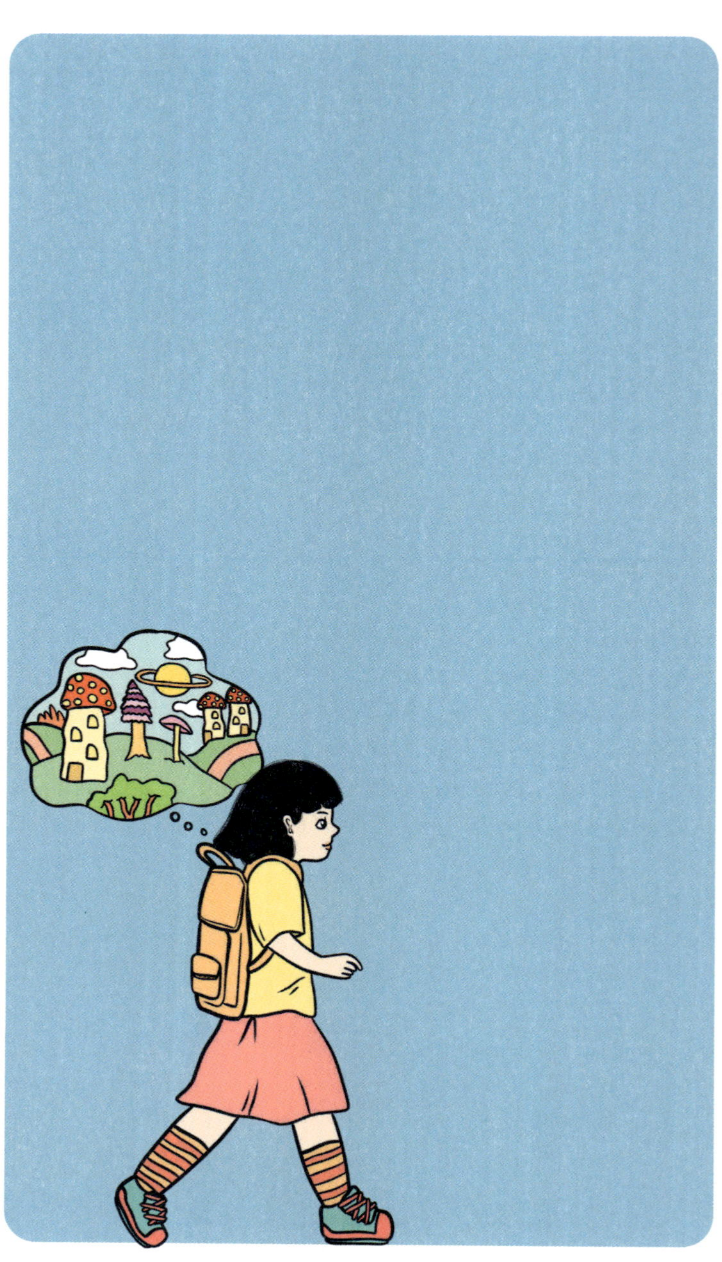

Meine psychische Erkrankung und ich

Ich weiß nicht mehr genau, wann ich zum ersten Mal das Gefühl hatte, dass mit mir etwas nicht stimmen kann. Aber ich vermute, dass ich dieses Gefühl schon sehr früh mit mir herumgetragen habe.

Meine Mutter hat mir erzählt, dass ich ein unglaublich einfaches Baby war – immer zufrieden und die meiste Zeit auch ruhig. Sie fragte sich deshalb schon, weshalb alle ein solches Getue um die Elternschaft machten. Ich lernte zu sprechen und hörte gar nicht mehr damit auf. Am liebsten fragte ich meine Großeltern über Gott und die Welt aus. Ich liebte ihre alten, handgebundenen Bücher, die sie von den Regalen holten, um meine Fragen zu beantworten. Ich hatte ein sehr aktives Seelenleben; ich erzählte mir Geschichten, die zu komplexen inneren Welten wurden, mit erdachten Menschen, Orten und Ereignissen, die sich im Lauf der Jahre des Tagträumens miteinander verbanden und ausdehnten. Schon sehr früh in meinem Leben war mein Geist ein heiliger Ort, an den ich mich gerne zurückzog. Wie sehr die Dinge sich doch ändern.

Je mehr ich von der Welt sah, je mehr neue Erfahrungen ich machte, umso argwöhnischer und ängstlicher wurde ich. Diese Gefühle nahmen in der Schule deutlich zu. Die meisten anderen Kinder schienen ganz unbekümmert, aber ich war zu nervös, um auch nur mit ihnen auf Bäume zu klettern. Häufig weinte ich heimlich mitten im Matheunterricht in der dritten Klasse, weil ich einfach gar nichts verstand. Ich habe zum ersten Mal in der Klasse Nasenbluten bekommen und dann mein Gesicht in den Händen verborgen, weil es mir zu peinlich war und ich die Aufmerksamkeit der anderen nicht auf mich ziehen wollte. Als der Lehrer mich dazu aufforderte, die Hände wegzunehmen, waren mein Gesicht und meine Hände mit klebrigem, zähflüssigem Blut verschmiert. Ich habe mich total geschämt. Später wurde eine Dyskalkulie bei mir diagnostiziert, eine Lernschwäche, die das Zahlenverständnis sehr erschwert, dazu ADHS, was das Konzentrieren generell eher schwierig gestaltet, es sei denn, ich interessiere mich wirklich für ein Thema.

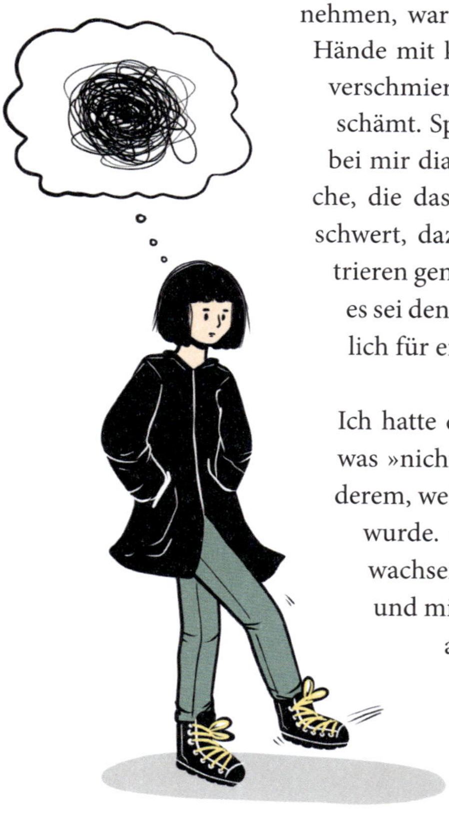

Ich hatte das Gefühl, dass mit mir etwas »nicht ganz stimmte« – unter anderem, weil es mir auch genauso gesagt wurde. Ständig schimpften die Erwachsenen, dass ich übersensibel sei und mich in der Schule nicht genug anstrengen würde. Das wiederum regte mich auf, weil ich mir wirklich die größtmögliche Mühe gab – es war nur einfach nicht genug. Im Alter von vierzehn hatten mich schließlich die Angst und etwas anderes, das ich nicht genau erklären konnte, voll und ganz im Griff. Mir fiel auf, dass ich keine Neugier, Freude oder Zufriedenheit mehr empfand. Ich war mir nicht sicher, wann das aufgehört hatte, aber zu diesem Zeitpunkt war mir das wohl egal. Ich war ein Teenager, und als solche sind doch schließlich alle den Hormonen unterworfen und voller Angst, oder nicht?

Bei mir fühlte sich das aber nicht nach der typischen Teenager-Angst an. Eher so, als wäre mir der Teil des Gehirns, der für Freude verantwortlich ist, chirurgisch entfernt worden. Ich durchlebte lange Momente von höchstem Desinteresse und Verzweiflung – eine Dissonanz zwischen mir und allem anderen.

Mehrmals schrieb ich ein Testament in mein Tagebuch, fragte mich aber nie, weshalb. Ich besaß im Übrigen gar nichts Wertvolles – kein Haus und auch kein Auto –, somit waren diese Testamente völlig nutzlos, aber ich hatte einfach das Gefühl, dass ich das machen musste. Meine Stimmungsschwankungen verstörten meine Eltern, die immer besorgter wurden, je mehr ich mich in mich selbst zurückzog.

Als ich zwölf oder dreizehn Jahre alt war, vereinbarte meine Mutter einen Termin bei einer Therapeutin. Ihr Sprechzimmer war hell und voller Zimmerpflanzen. Eine Schale mit Anti-Stress-Spielzeug stand auf dem kleinen Tisch, zusammen mit einer frisch geöffneten Taschentuch-Packung, von denen eines leicht herausstand, wie eine kleine Erinnerung oder Aufforderung, dass sie benutzt werden durften. An den Wänden standen IKEA-Regale mit ordentlich eingeräumten Psychologiebüchern und einem großen gerahmten Druck von Matisse.

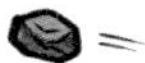

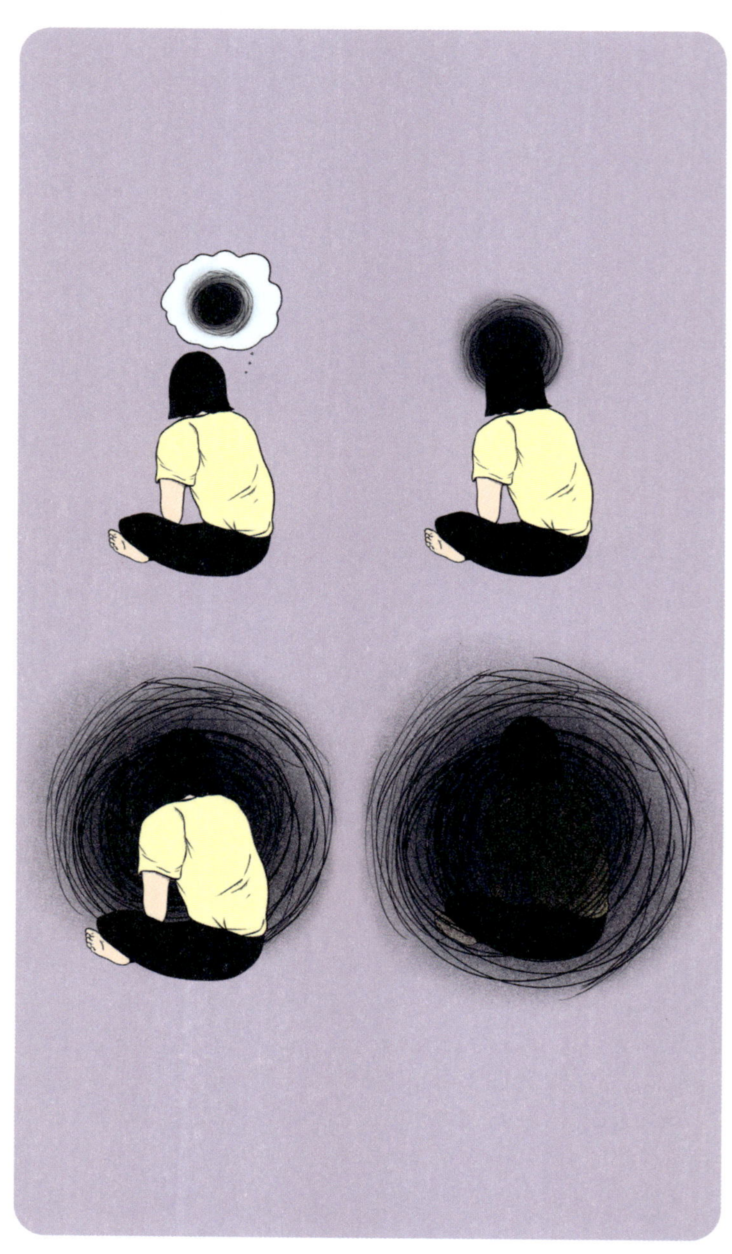

Ich fragte die Therapeutin, ob sie sich die Kunst für ihr Büro selbst aussuchen dürfe, und sie sagte mir, dass ihr noch niemand zuvor diese Frage gestellt habe. Sie war ziemlich »nüchtern«, aber auf eine Weise, die mir unangenehm war. Stellte ich ihr jedoch solche Fragen wie diese, über Sachen, die sie amüsierten, dann wurde sie etwas zugänglicher. Sie bat mich, Formulare über Depression auszufüllen, und stellte mir persönliche Fragen zu meinem Alltag. Sie fragte mich, ob ich sterben wolle. Ich wollte nicht sterben, zumindest hatte ich noch nicht darüber nachgedacht, obwohl ich schon mehrere Testamente aufgesetzt hatte.

Sie wollte wissen, ob ich schon lange depressiv sei, und ich erläuterte, dass es in Wellen komme. »Gibt es Momente, in denen du Freude empfindest?«, fragte sie. Ich dachte nie lange über ihre Fragen nach, ehe ich darauf antwortete. »Ja, an manchen Tagen bin ich so glücklich, dass es mir fast schon zu viel ist, aber das bleibt nie so. Ich werde immer wieder aufs Neue depressiv.«

Daraufhin verstummte sie, als wäre eine Lampe in ihrem Kopf angegangen, und sie tippte etwas mit einer Geschwindigkeit in ihren Laptop, die ich bei ihr noch nie zuvor gesehen hatte. Sie fragte mich, wie lange ich glücklich sei, ob ich dann weniger schlafe, ob ich während dieser Tage des Glücksgefühls impulsiv würde und schneller redete als sonst. Sie ließ mich neue Formulare ausfüllen, führte weitere psychologische Analysen durch und sagte mir schließlich, sie mutmaße eine bipolare Störung. Ich wusste nicht genau, was das sein sollte, nur, dass es bestimmt schlecht war.

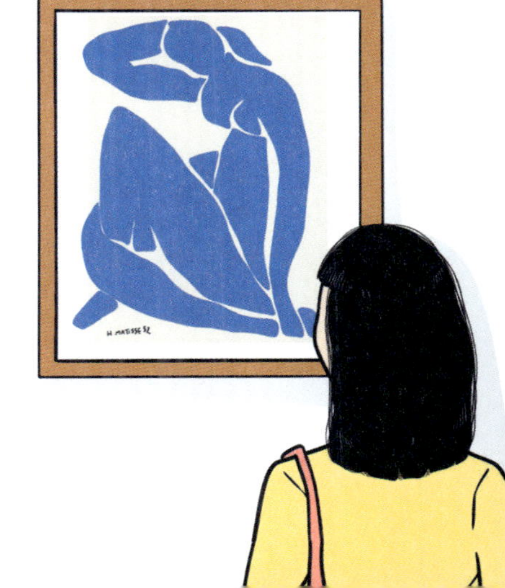

Später an diesem Abend googelte ich »bipolare Störung«. Danach weinte ich so lange in mein Kissen, bis ich Kopfschmerzen und das Kissen einen Abdruck meines nassen Eyeliners hatte. Ich weinte, weil ich wusste, dass sie recht hatte und dass sich mein Leben für immer verändert hatte. Ein paar Wochen später kam die Bestätigung, und ich wurde auf eine Station für bipolare Störungen und Psychosen überwiesen. Ich hatte ein Team, bestehend aus einem Arzt, einer Psychotherapeutin, einer Psychiaterin, einer Ergotherapeutin, einer Sozialarbeiterin und einer Krankenpflegerin. Sie verabreichten mir Medikamente mit langen, unaussprechlichen Namen. Durch die Medikamente bekam ich Schwindelgefühle, zittrige Hände, Hautausschläge und auditive Halluzinationen, kurz bevor ich ins Bett ging, aber ich hatte auch weniger Stimmungsschwankungen, und genau darum ging es ja.

Ich kam mir vor wie ein wissenschaftliches Experiment, als würden mir meine Jugend und meine Privatsphäre genommen – wie ein Mensch, der krank war und um den sich alle Sorgen machten. Noch immer »stimmte irgendetwas nicht« mit mir, wie zuvor, aber jetzt hatte dieses »Verkehrtsein« Namen wie bipolar, generalisierte Angststörung, soziale Angst oder Panikstörung verpasst bekommen, und ich war aufgrund der komplexen Komorbidität der Störungen, die einander alle beeinflussten, »schwer zu behandeln«.

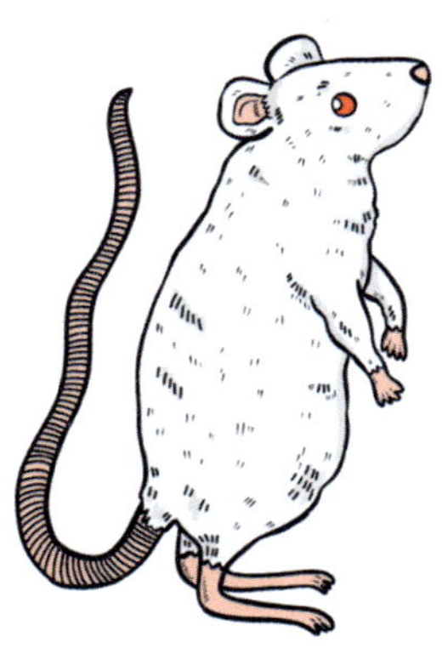

Rückblickend handelte es sich um ein umfassendes Anpassen, das sich wie das Ende von allem anfühlte. Ich trauerte um die vorherigen Versionen meiner selbst: Ich sehnte mich zurück nach meiner entspannten Baby-Version, nach der neugierigen Kleinkind-Version, sogar nach der selbstvergessenen, depressiven Dreizehnjährigen, die ich einmal war.

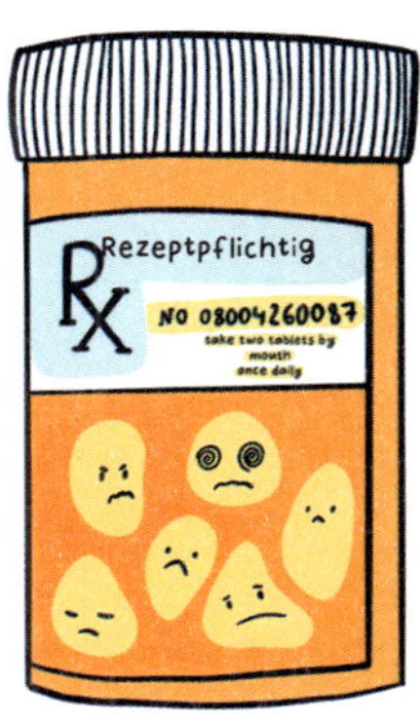

Das »Ich«, das ich jetzt bin, wünscht sich, ich könnte zurückgehen und mir sagen, dass ich niemals verkehrt, schlecht oder gestört war. Das »Ich«, das ich jetzt bin, hat so viel von diesen schwierigen Zeiten gelernt – über mich selbst und wie sehr wir alle auf unsere psychische Gesundheit achten müssen. Ich muss mich nicht von meinen dunkelsten Gedanken und den erdrückendsten Gefühlen verschlingen lassen, sondern kann sie als Hinweise für das erachten, was ich ändern, anpassen oder verarbeiten muss. Ich muss der leisen Stimme in meinem Hinterkopf nicht nachgeben, die mir manchmal einreden will, dass ich aufgeben soll, sondern kann stattdessen nach Wegen suchen, wie ich ihr das Gegenteil beweisen kann. Meine Genesung fing als langsame Umprogrammierung meines Geistes an, als ein Sezieren und eingehendes Betrachten der Teile, die ich so lange verdrängt hatte. Es ging darum, den Mut zu finden, den Heilungsprozess auszuhalten, nachdem ich das Leben mit einer psychischen Erkrankung so lange ausgehalten hatte. Ich wünsche, ich könnte dieses Buch in die Hände meines jüngeren Ichs legen und sagen: »Sieh nur, was du alles gelernt hast! Sieh nur, was du alles erreichst, wenn du dich selbst motivierst. Sieh dir diese Version deiner selbst an – sie liebt dich!«

Mit zwanzig erstellte ich meinen Instagram-Account, auf dem ich über meine Kämpfe mit mentaler Gesundheit erzählte und von den Lektionen berichtete, die ich in dem Versuch, den Ereignissen einen Sinn zu verleihen, gelernt hatte. Das war erlösend, und ich hoffte, dass meine Zeichnungen jemanden erreichten, der dieselben Kämpfe führte wie ich. Es wurde zu meiner kleinen sicheren Ecke im Internet, und zu meiner großen Überraschung bekam ich immer mehr Follower. Es sah ganz danach aus, als könnten mir mehrere Hunderttausend Menschen nachempfinden. Ich erhielt Kommentare wie »Als hätte ich es selbst geschrieben!« oder »Du hast etwas in Worte gefasst, was ich fühlte, aber nicht erklären konnte«. Das machte mir bewusst, dass meine Geschichte gar nicht so einzigartig war, wie ich gedacht hatte. Also fuhr ich damit fort, sie zu teilen, und habe Sinn darin gefunden – anderen zu helfen und dabei mitzuhelfen, eine Veränderung zu erwirken, wie wir geistige Krankheit wahrnehmen.

Meine Krankheit war einmal meine größte Einschränkung – der Grund, weshalb ich das Gefühl hatte, nirgendwo dazuzugehören –, aber sie hat mich in eine neue Richtung getrieben, in eine, die mich dazu motivierte, gesund zu werden und anderen Menschen so zu zeigen, dass es möglich ist. Ich hatte meine Verletz-

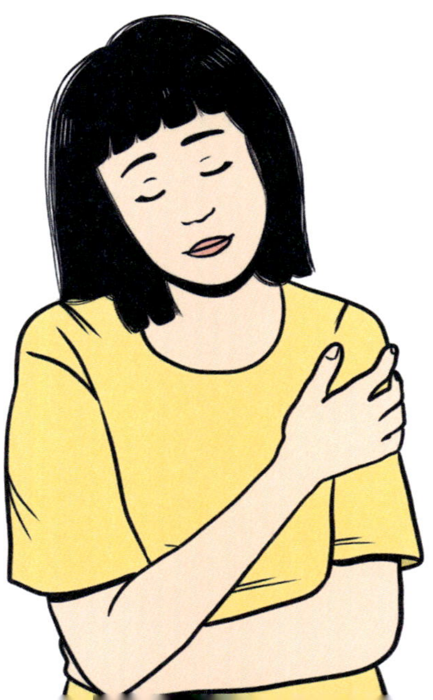

lichkeit und meine Sensibilität für Schwächen gehalten – tatsächlich aber sind das meine beiden Superkräfte. Inzwischen verbringe ich die meisten Tage in meiner kleinen Wohnung in Stockholm, erstelle meine Kunst, setze mich dafür ein, das Bewusstsein für mentale Gesundheit, Fühlen und Heilen zu stärken – und ich bade in einem Licht, von dem ich nicht dachte, dass ich es je fühlen würde, bewege mich durch eine Welt, die mit jedem Tag etwas strahlender wird. Manche Tage sind noch immer dunkel, aber diese Dunkelheit verschlingt mich nicht mehr, weil ich die notwendigen Muskeln trainiert habe, um mich selbst wieder aufrichten zu können.

Als es mir ganz besonders schlecht ging, dachte ich nicht, dass es je besser würde. Inzwischen gibt es Tage, an denen mein Herz am Morgen mit Freude und Aufregung erfüllt ist. In diesem kleinen Buch habe ich über manche der Dinge gesprochen, die das für mich möglich machen.

Kapitel 1

»STIMMT MIT MIR VIELLEICHT ETWAS NICHT?« (NEIN)

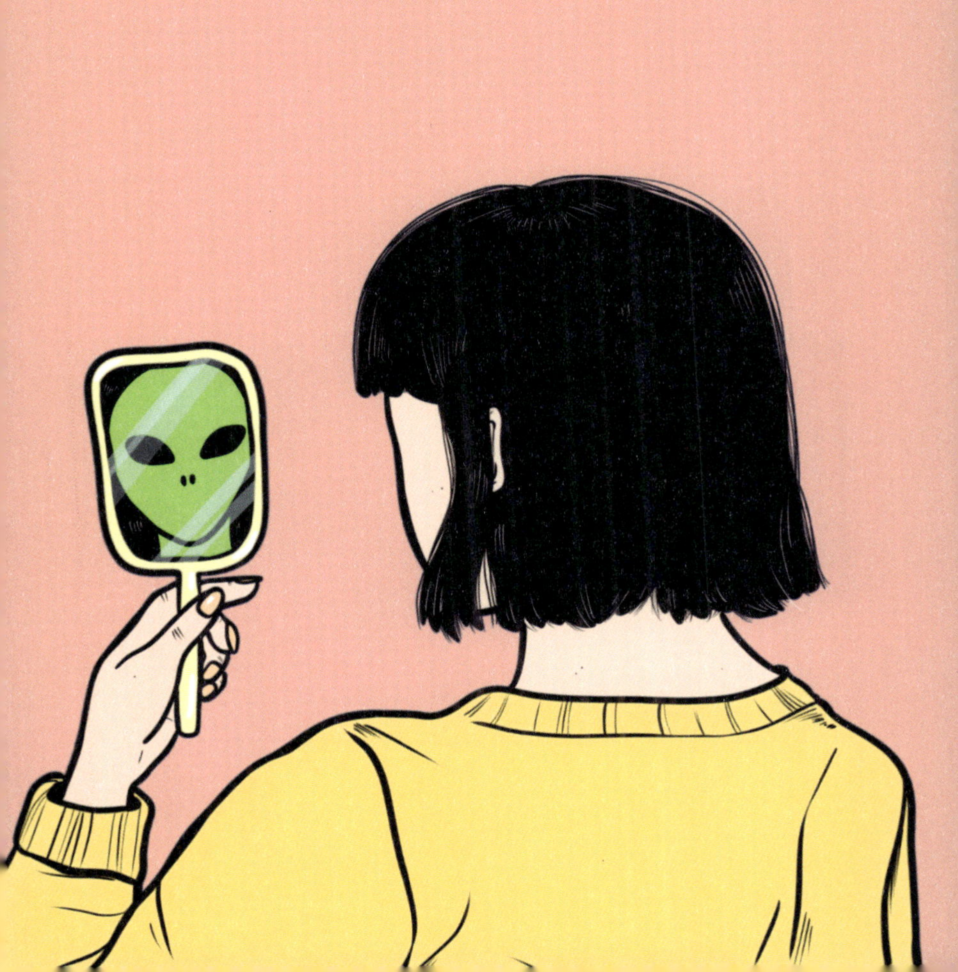

»Was ist nur mit mir los?«

Nehmen wir uns mal einen Moment, um Folgendem nachzuspüren: Wie geht es dir jetzt gerade? Vielleicht hast du dieses Buch gewählt, weil du das Gefühl hast, dass etwas mit dir nicht stimmt, oder aber du machst dir Sorgen um jemanden, der dir nahesteht. Ich kann dir versichern, dass du mit diesen Gefühlen nicht allein bist und dass nichts an dem, was du gerade durchmachst, eigenartig ist. Atme tief durch, strecke die Beine aus, lockere den Kiefer und mache es dir gemütlich. Bereit?

Ehe meine Therapeutin die Worte »bipolare Störung« aussprach, dachte ich, ich wäre »zu sensibel« oder »zu launisch«.

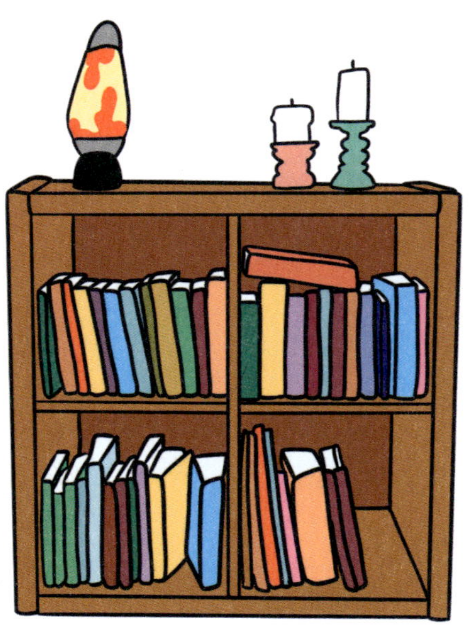

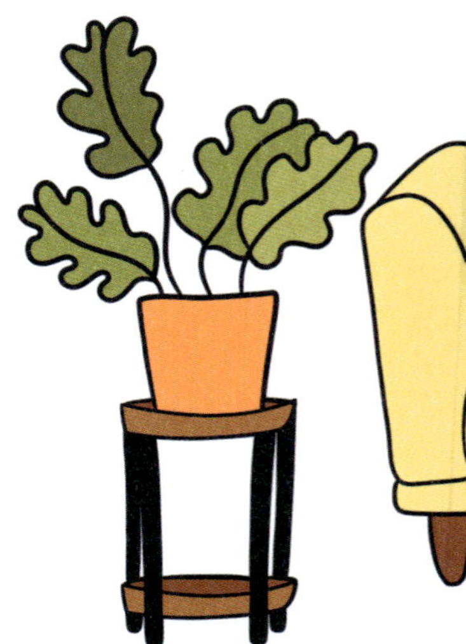

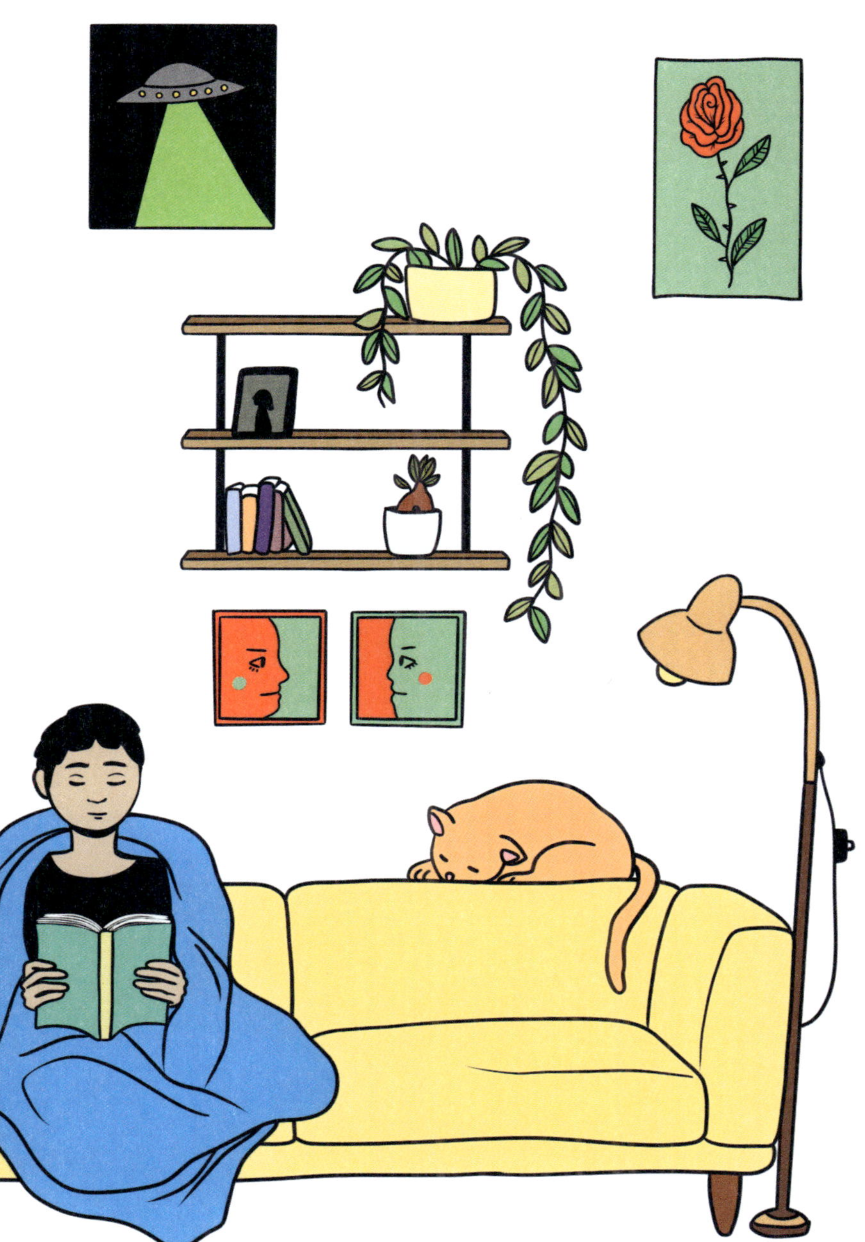

Anzuerkennen, was wirklich los war, weckte das Verständnis dafür in mir, wie ich mir selbst helfen konnte, wenn ich die richtige Unterstützung bekam. Die Gefühle und Gedanken, die dich umgeben, wenn du mit deiner mentalen Gesundheit zu kämpfen hast, können ganz schön verwirrend sein. Dir ist vielleicht nicht klar, dass du ein Problem hast und dass du da draußen Hilfe finden kannst.

Jeder Mensch kann Probleme mit seiner psychischen Gesundheit bekommen, genau wie jeder Mensch eine psychische Krankheit entwickeln kann. Wie sollen wir also wissen, wann eine »normale« Traurigkeit oder Stress zu einem größeren Problem geworden sind? Der erste Schritt besteht darin, die gängigen Symptome einer sich verschlechternden mentalen Gesundheit zu erkennen. Je eher wir das feststellen, umso einfacher können wir bewältigen, was wir fühlen.

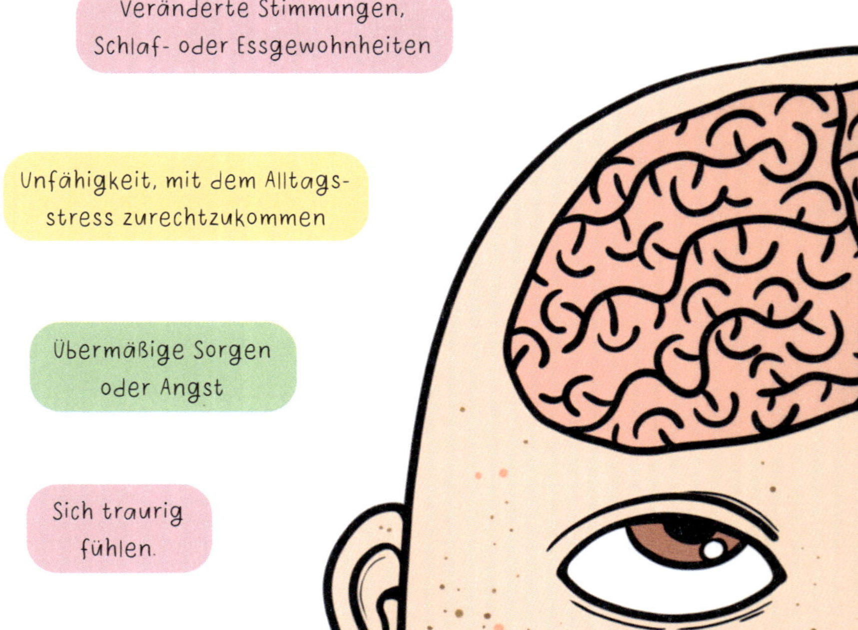

Gehe die unten aufgeführten Anzeichen durch und frage dich:

- Fällt es dir schwer, mit dem Alltagsstress zurechtzukommen?
- Hat sich dein Schlafmuster verändert?
- Hast du andere Essgewohnheiten?
- Hast du mehr Schwierigkeiten, dich zu konzentrieren?
- Hältst du dich von gesellschaftlichen Aktivitäten zurück?

Das kann in dem Moment, in dem man es so empfindet, unglaublich schwierig sein, insbesondere dann, wenn man das zum ersten Mal durchmacht, das weiß ich. Erkennst du jedoch die frühen Warnsignale, so ist das der erste Schritt, damit du dich wieder besser fühlst.

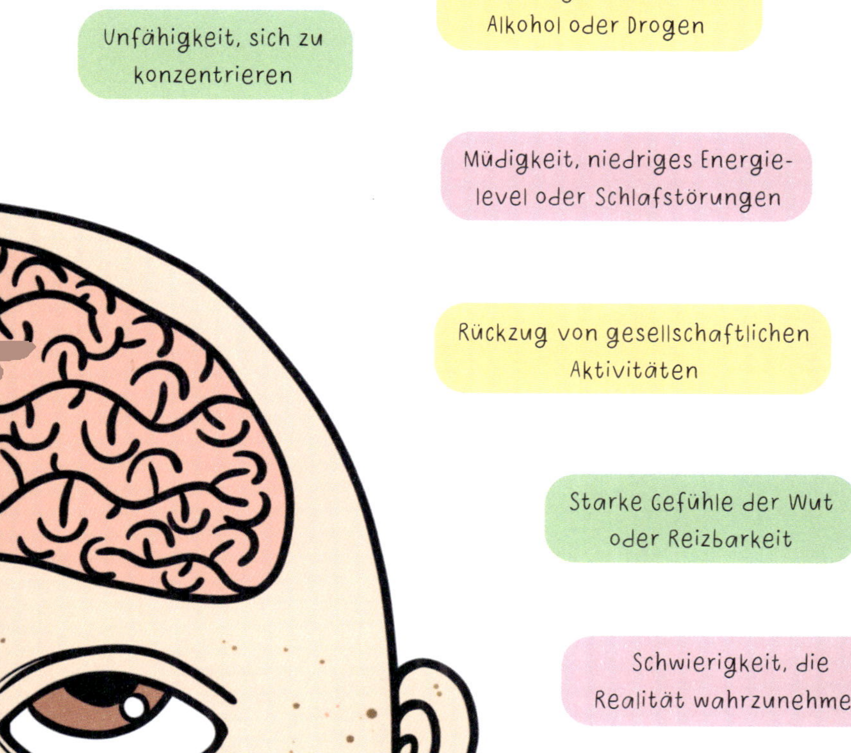

Die »mentale Gesundheit« betrifft uns alle

Mentale Gesundheit betrifft uns alle; sie ist die Summe unseres psychischen, emotionalen und sozialen Wohlbefindens. Es ist unerlässlich, sich darum zu kümmern, trotzdem machen wir das häufig nicht zu unserer Priorität. Vermutlich ist das so, weil wir es nicht richtig beigebracht bekommen.

Als ich krank wurde, kam ich mir zunächst wie eine Versagerin vor, doch vor nicht allzu langer Zeit wurde mir klar, dass eine Welt an mir versagt hatte, die jenen mit Einschränkungen oder Krankheiten nicht zugänglich ist. Ich frage mich, wie anders mein Leben verlaufen wäre, hätte ich nicht mit der Zerrüttung und der

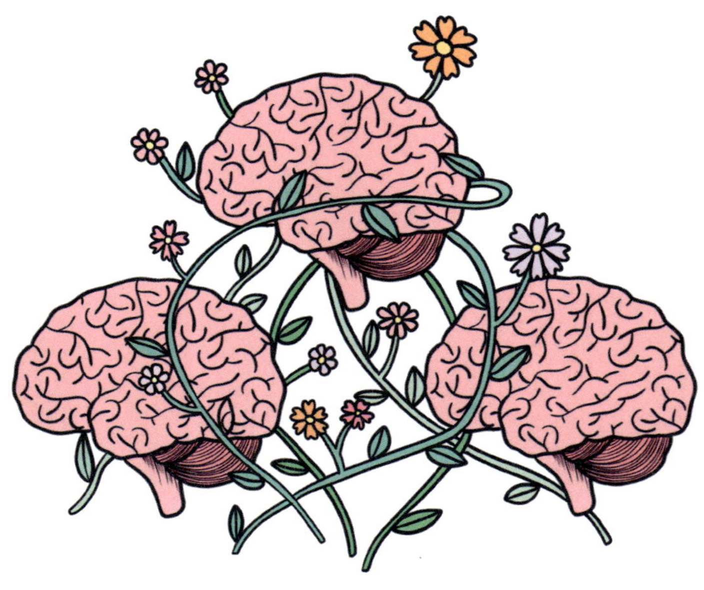

exekutiven Dysfunktion durch ADHS oder mit dem Wirbelwind meiner psychischen Störung zurechtkommen müssen.

Vielen von uns ist der Zugang zu sozialpsychiatrischen Beratungsstellen oder Behandlungen verwehrt, viele von uns sind in einem Zuhause oder in Gemeinschaften aufgewachsen, in denen psychische Probleme stigmatisiert und Fragen, Sorgen oder Warnzeichen nicht beachtet wurden. Ich habe nicht den Eindruck, als wäre die Gesellschaft momentan darauf ausgerichtet, dass sie unsere kollektive mentale Gesundheit fördert, vielmehr glaube ich, dass sie häufig zu ihrer Verschlechterung beiträgt.

Nicht allzu lange nach meiner ersten Reihe von Diagnosen konnte ich bei vielen Freunden beobachten, wie sich Probleme in der Highschool manifestierten: Teenager, die mit sechzehn Jahren ausgelaugt oder ausgebrannt waren und in eine stationäre Einrichtung kamen oder die Schule wechselten, weil der Druck für sie zu hoch war. Seitdem habe ich miterlebt, wie Kollegen am Arbeitsplatz durch zu viel Stress zusammengebrochen sind und lange Zeit im Krankenstand zugebracht haben. Viele Menschen, die ich kennengelernt habe, hatten eine verzerrte, negative Beziehung zu ihrem Körper und manche hatten eine Essstörung entwickelt. In vielerlei Hinsicht ist eine schwache mentale Gesundheit also gar nicht so ungewöhnlich.

Bei dieser Mischung aus Genetik, Generationentrauma, ungleichen Gesellschaften, schlechten Arbeitsbedingungen, hohen akademischen Erwartungen, fehlendem Zugang zu medizinisch-psychologischer Versorgung und Stress ist es nicht überraschend, dass so viele von uns mit ihrer mentalen Gesundheit zu kämpfen haben. Deshalb darfst du Folgendes niemals vergessen: Solltest du Probleme oder Schwierigkeiten mit deiner mentalen Gesundheit haben, ist das nicht deine Schuld.

Unser Alltag ist so getaktet, dass sich nicht immer eine Gelegenheit findet, uns um unser emotionales Wohlbefinden zu kümmern. Bei all den Verpflichtungen und Verantwortungen kann es manchmal schwer sein, Zeit für Selbstfürsorge zu finden. Nehmen wir uns aber jeden Tag einfach einen Moment, um eine therapeutische Übung durchzuführen, uns Achtsamkeitsübungen zu widmen oder uns unsere Gefühle vor Augen zu führen, hilft uns das dabei, eine Gewohnheit entstehen zu lassen, die unsere mentale Gesundheit stärken kann, auch an den guten Tagen. Der Zustand unserer mentalen Gesundheit ist fließend und kann sich schnell ändern – erschaffen wir ein stabiles Set an Bewältigungsmechanismen, dann können wir darauf zurückgreifen, wenn wir wieder einmal zu kämpfen haben. Verschiedene Selbsthilfe-Strategien ausprobieren und diejenigen finden, die für dich funktionieren, ist so, als würdest du deine Wohnung dekorieren, sie Stück für Stück einrichten, bis Orte entstehen, an denen du dich ausruhen, kreativ sein, dich unterhalten und deinen Körper so bewegen kannst, wie du dich wohlfühlst. Dein Gehirn ist dein permanentes inneres Zuhause, somit macht es wirklich einen großen Unterschied, wenn wir es nach unseren eigenen Bedürfnissen einrichten.

Wie sich eine psychische Erkrankung anfühlt

Obwohl es Diagnosehandbücher für psychische Erkrankungen gibt, lassen sich die vielen Wege, wie unterschiedliche Menschen psychische Qualen empfinden, nicht in eine einzige Schublade pressen. Sie sind ebenso individuell wie unsere Fingerabdrücke; unsere einzigartigen Erfahrungen werden von Erziehung, Kultur und dem Alltag geformt. Eine Sache, die jedoch alle psychischen Gesundheitsstörungen gemein haben, ist ihr negativer Einfluss auf den Alltag. Jeder vierte Mensch wird irgendwann in seinem Leben mit psychischen Gesundheitsproblemen konfrontiert, doch wir alle sind mit einer psychischen Gesundheit versehen, die nachlassen oder sich verbessern kann, genau wie das bei unserer physischen Gesundheit der Fall ist. Kümmern wir uns um unsere psychische Gesundheit, dann schützen wir uns auf lange Sicht vor psychischen Problemen.

In meinem Fall kann meine psychische Erkrankung alles zusammenschrumpfen lassen oder ausbremsen. Je kränker ich bin, je mehr Einschränkungen und Hürden auftauchen, umso größer wird die Distanz zwischen mir und den anderen. Kleine Aufgaben werden zu einem unbezwingbaren Kraftakt, und die Energie fließt aus mir heraus wie bei einem Ballon, dem langsam die Luft ausgeht. Hobbys werden zu Stressfaktoren oder aber sie kommen mir einfach zu anstrengend vor. Ich habe das Gefühl, als würde ich mich selbst nach und nach verlieren, in beständiger Erwartung des drohenden Untergangs. Als würde man die Kerzen auf seinem Geburtstagskuchen auspusten und sich wünschen, schnell zurück ins Bett gehen zu können. In meiner bunten Mischung komorbider Störungen tauchen Paranoia, Schwarzmalerei, Wahnvorstellungen, Verzweiflung, Hoffnungslosigkeit, Taubheit, traumatischer Stress und rasende Gedanken auf – manchmal in einer nicht enden wollenden Dauerschleife.

Manche Menschen unterschätzen durchaus die unermesslichen Tribute, die eine psychische Krankheit einem abverlangen kann. Mir kommt es so vor, als würde ich in Treibsand feststecken. Nicht das Ertrinken an sich macht mir so sehr zu schaffen, mich zermürbt vielmehr die schiere Erschöpfung des Versuchs, mich herauszuziehen.

Wollen wir überleben, dann müssen wir uns zurücklehnen, wie im Treibsand, uns hineinlehnen, obwohl es uns Angst macht. Dann um Hilfe rufen und die ausgestreckten Hände der anderen akzeptieren. Das kann uns dabei helfen, nicht unterzugehen, auch wenn es sich so anfühlt, als würden wir auf den Grund sinken.

Ich steckte jahrelang im Treibsand fest und fühlte mich zermalmt, bis ich genug Hilfestellungen bekam, um mich herauszuziehen: Bewältigungsstrategien, zwischenmenschliche Beziehungen und Stärke. Ab und an rutsche ich mit einem Fuß wieder in den Treibsand zurück, aber mit jedem Mal wird es ein bisschen einfacher, mich selbst wieder herauszuziehen.

MEINE DEPRESSION FÜHLT SICH SO AN:

Ich habe Lust auf Neues, aber nicht die nötige Energie dafür.

Ich würde gern um Hilfe bitten, komme mir aber wie eine Last vor.

Ich will an mir selbst arbeiten, damit es mir besser geht, aber es erscheint einfach zu hoffnungslos.

Ich würde gern etwas unternehmen, worauf ich Lust habe, aber nichts begeistert mich mehr oder fühlt sich gut an.

Ich will glauben, dass es besser wird, aber es fällt mir schwer, mir das tatsächlich vorzustellen.

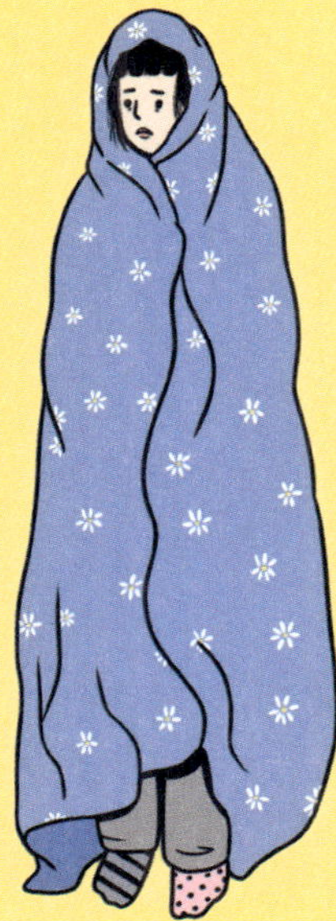

Ich will Sachen auf die Reihe bekommen, finde aber keine Motivation.

Ich will mich von anderen geliebt fühlen, halte mich selbst aber nicht für liebenswert.

Ich will glücklich sein, aber wozu eigentlich?

Hier bin ich nicht glücklich.

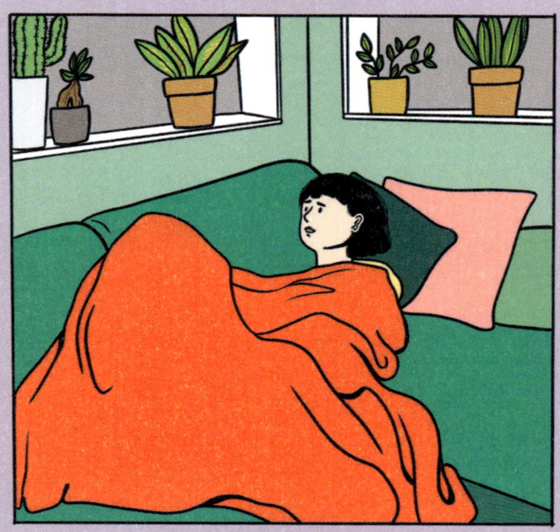

Hier bin ich ebenfalls nicht glücklich.

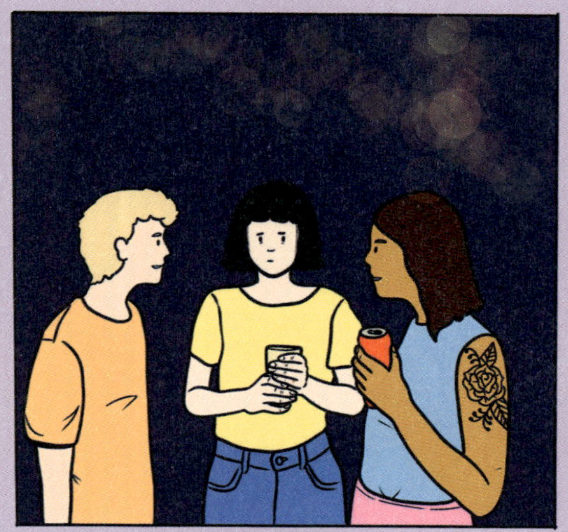

Hier bin ich immer noch nicht glücklich.

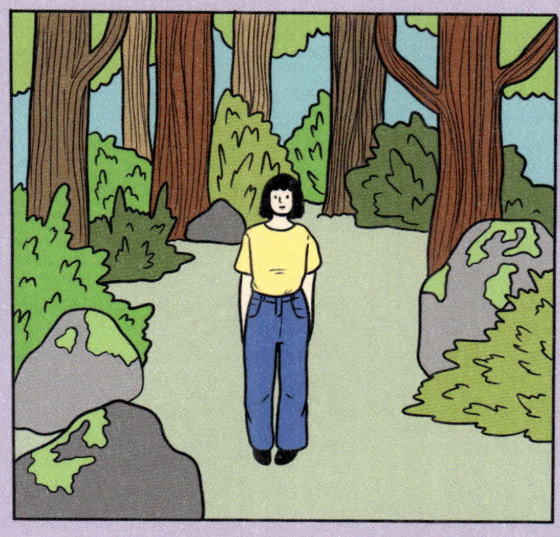

Warum bin ich hier nicht glücklich?

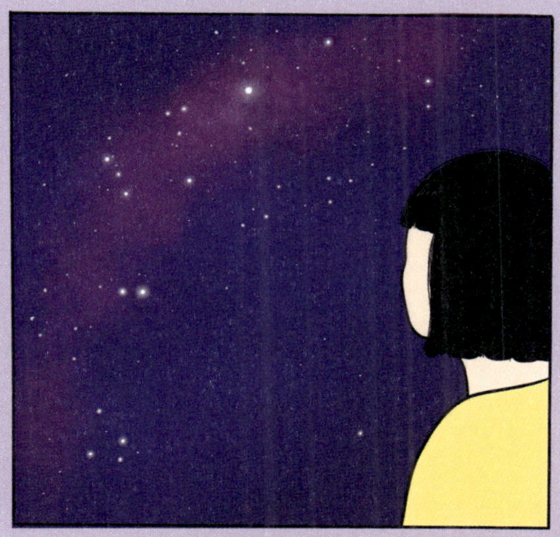

Wonach psychische Erkrankung aussieht

Spreche ich offen über meine Erfahrung mit Angst und Depression, dann werde ich manchmal erstaunt angesehen, von oben bis unten gemustert und muss mir so skeptische Bemerkungen anhören wie: »Oh, damit hätte ich nicht gerechnet. Du siehst gar nicht ängstlich aus. Oder depressiv.« Für mich war es immer sehr wichtig, einen guten ersten Eindruck zu machen, und jahrelang habe ich ein Lächeln zur Schau gestellt und mich sehr bemüht, dass sich die Menschen in meinem sozialen Umfeld sicher und glücklich fühlten. Angst kann als Desinteresse oder Schüchternheit interpretiert werden, Depression kann ganz einfach hinter einem »Ich bin gerade einfach müde, ich schlafe nicht viel« versteckt werden. Da sich eine psychische Erkrankung aus wirren Gedanken- und Verhaltensmustern hinter verschlossenen Türen zusammensetzt, wird sie von anderen oft nicht bemerkt. Sie ist nicht nur in vielerlei Hinsicht unsichtbar, sie wird aufgrund der Angst, was die Menschen von uns halten werden, wenn wir ehrlich sind, häufig auch absichtlich versteckt.

Für all jene, die nicht über psychische Gesundheit aufgeklärt sind, kann eine psychische Krankheit als Synonym zu schwach, beschädigt, pathetisch, aufmerksamkeitsheischend oder gefährlich verstanden werden. Ich habe mit einem Arbeitgeber über meine bipolare Störung gesprochen, musste den Job aber später aufgrund des toxischen Arbeitsumfelds kündigen. Besagter Arbeitgeber rief mich zu einem späteren Zeitpunkt an, um mir mitzuteilen, dass er mir eigentlich kündigen wollte, das aber nicht getan habe, weil ich mich dann »um die Ecke hätte bringen« können, wie das ein Freund von ihm mit einer bipolaren Störung leider gemacht habe. Danach informierte ich die Leute auf der Arbeit nie wieder darüber, wie es um meine Gesundheit stand. Mein ehemaliger Arbeitgeber hatte mich mit einem Mal mit ganz anderen Augen betrachtet, obwohl sich an mir rein gar nichts verändert hatte. Ich war noch immer genauso kompetent wie zuvor, doch er ließ seine Wahrnehmung meinerseits von seiner vorgefassten Meinung beeinflussen.

Vorgefasste Meinungen über psychische Erkrankungen stellen riesige Hürden für die Normalisierung von psychischer Gesundheit dar. Um offen über unsere Schwierigkeiten sprechen zu können, müssen wir das Gefühl haben, dass man uns mit Empathie begegnet, nicht mit Angst oder Vorurteilen. Mein ehemaliger Arbeitgeber kannte vermutlich nicht viele Menschen mit einer bipolaren Störung, denn wenn das der Fall gewesen wäre, dann hätte er gewusst, dass das gar nicht so selten ist. Je mehr Menschen man trifft, deren Leben anders verläuft und die andere Erfahrungen gemacht haben, und je mehr wir darüber lernen, wie unterschiedlich Gehirne funktionieren, umso offener werden wir dafür sein, die Unterschiede eines jeden anzunehmen. Es kann ziemlich beängstigend sein, sich zu öffnen, doch sobald wir Menschen um uns haben, bei denen wir uns sicher fühlen, mit denen wir wirklich reden und auf die wir uns verlassen können, kann das anderen helfen zu verstehen, dass eine psychische Krankheit nicht der Elefant im Raum ist, sondern etwas, worüber wir uns austauschen können, weil es einfach jeden treffen kann.

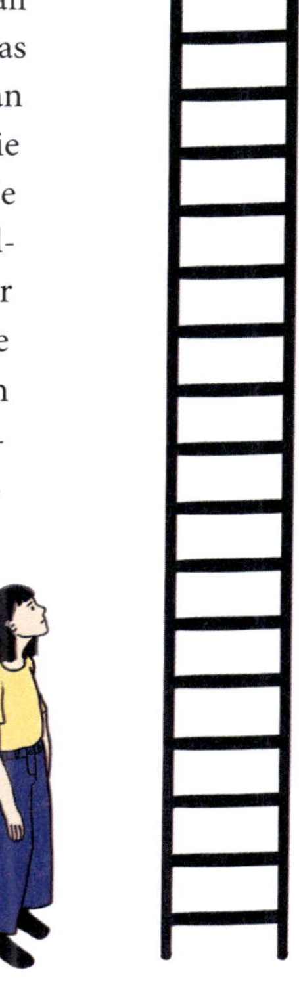

DEPRESSION KANN SICH SO ZEIGEN

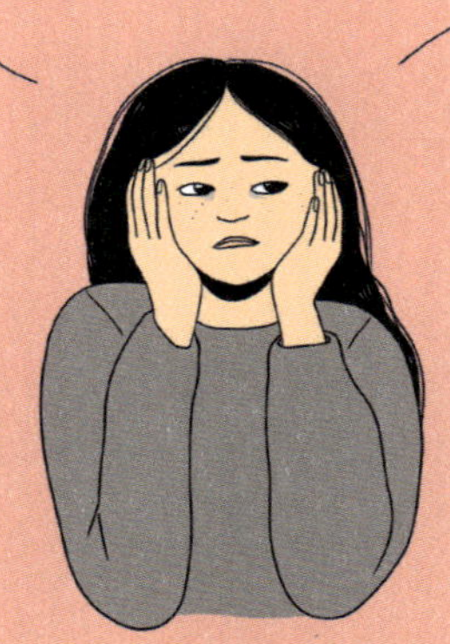

sich damit schwertun, auf eine ordentliche, saubere Erscheinung zu achten

den ganzen Tag im Bett liegen und es einfach nicht schaffen aufzustehen

sich isolieren

nicht in der Lage sein, den täglichen Aufgaben oder der Arbeit nachzukommen

erkennbar traurig oder deprimiert sein

ABER AUCH SO

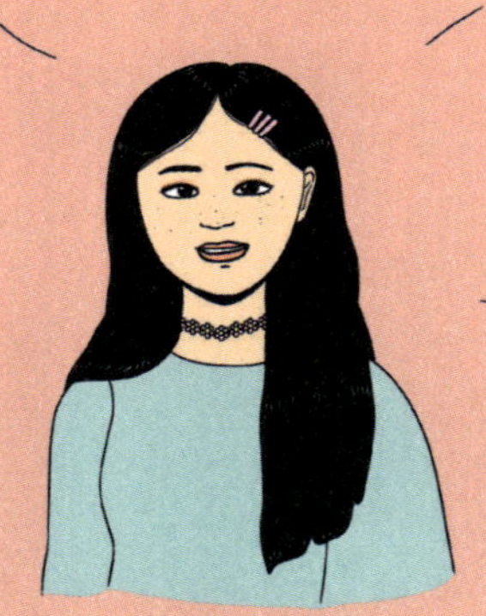

Gefühle werden unterdrückt, um andere nicht zu belasten

durch Humor überkompensieren

lustige Sachen unternehmen, aber keinen Spaß daran haben

sich Mühe geben, um andere glücklich zu machen

Arbeit und Alltag gerade so auf die Reihe bekommen

ANGST KANN SO AUSSEHEN

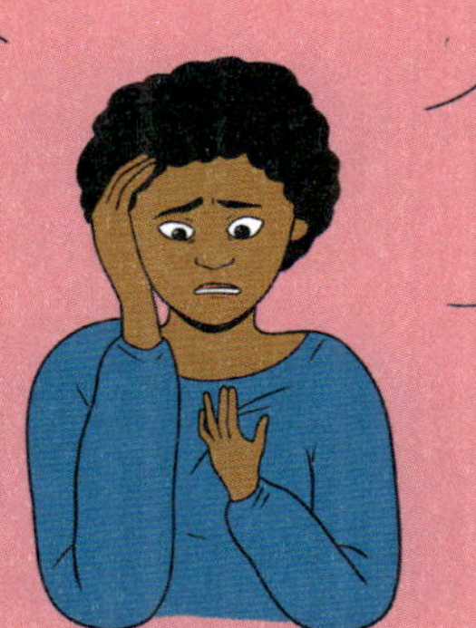

sich sozial unbeholfen fühlen und Angst vor gesellschaftlicher Interaktion haben

starke Panikattacken bekommen

sich zurückziehen von Unternehmungen, bei denen andere involviert sind

unsicheres Auftreten

schüchtern und zurückhaltend sein

ABER AUCH SO

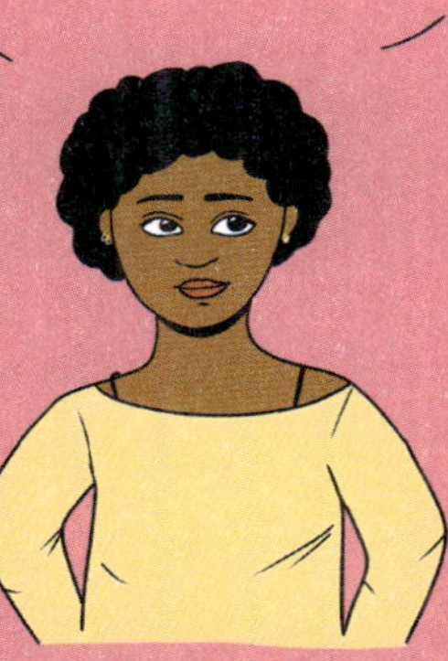

gesellschaftlich überkompensieren, um sich anzupassen

innerliche Angstattacken durchleben, von denen keiner etwas mitbekommt

so oft wie möglich Umstände oder Situationen vermeiden, die die Angst triggern

sich selbst mit Eskapismus ablenken, weil es schlicht unerträglich erscheint, sich mit den eigenen Gedanken auseinanderzusetzen

Was ist bei dir so los?

Antwortest du automatisch mit einem »Mir geht's gut«, wenn dich jemand fragt, wie es dir geht, auch dann, wenn es dir gerade gar nicht gut geht?

Gelegenheiten, um deine wahren Gefühle zu zeigen, sind manchmal dünn gesät. Sprechen wir offen über unsere negativen Gefühle, dann kommt uns das manchmal wie ein Fauxpas vor. Für die Heilung kann eine Gruppe von Unterstützern ganz entscheidend sein. Überlege, wen du dazu einladen könntest, ein Teil von deiner Gruppe zu sein – einen Freund oder eine Freundin, eine Online-Gruppe, einen Berater oder eine Beraterin, eine erziehungsberechtigte Person, einen Kollegen oder eine Kollegin, die gerade Ähnliches durchmachen, vielleicht? Sobald wir Beziehungen zu anderen Menschen aufbauen, macht das einen riesengroßen Unterschied. Manchmal lügen wir nämlich auch uns selbst an: Wir verdrängen unsere Gefühle, weil sie zu schmerzhaft sind und wir uns schon um so viel anderes kümmern müssen. Und noch ehe wir uns versehen, tragen wir ungelöste Schmerzen mit uns herum, die uns überallhin begleiten und jeden Schritt ein bisschen schwerer machen.

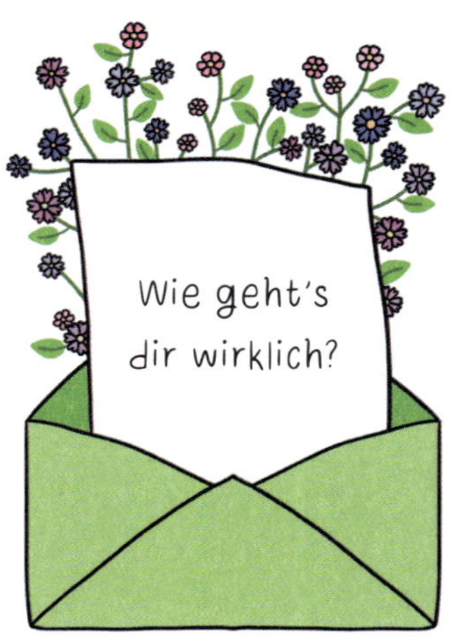

Wie fühlst du dich also wirklich? Es gibt keine falsche Antwort, nichts, was zu verletzlich oder unaussprechlich wäre. Wie geht es dir, jetzt gerade, in diesem Moment?

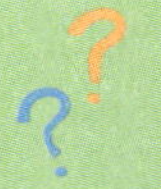

FRAGE DICH SELBST:

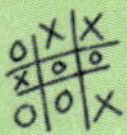
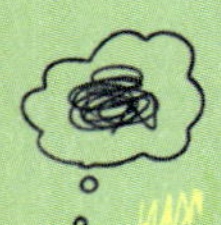

Was zieht mich jetzt gerade nach unten?

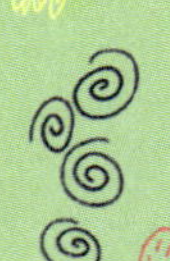

Gibt es Gefühle, die ich unterdrückte?

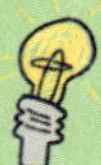

Empfinde ich jetzt gerade aus irgendeinem Grund Scham oder Schuldgefühle?

Gibt es Dinge, die sich in der Vergangenheit zugetragen haben und mich wirklich verletzen oder aus dem Konzept bringen, wenn ich an sie erinnert werde?

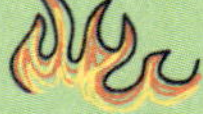

Trage ich meine Sorgen jetzt gerade als Anspannung in meinem Körper mit mir herum und, falls ja, wo manifestiert sich diese?

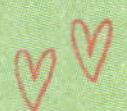
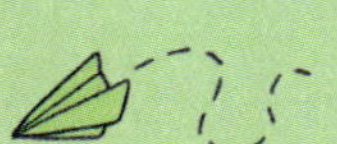

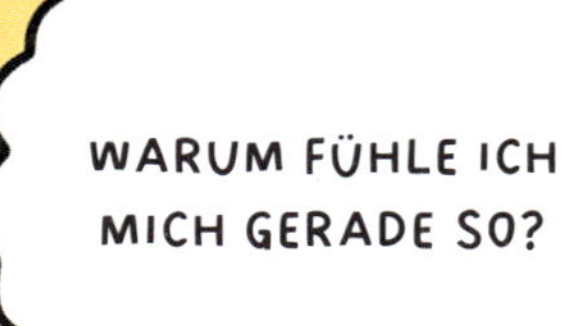
WARUM FÜHLE ICH
MICH GERADE SO?

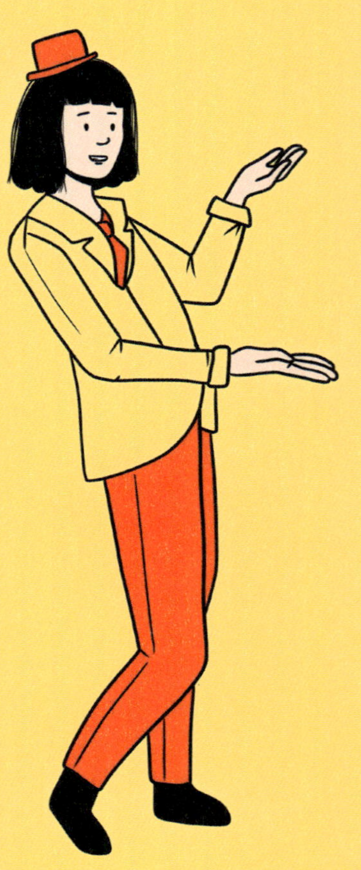

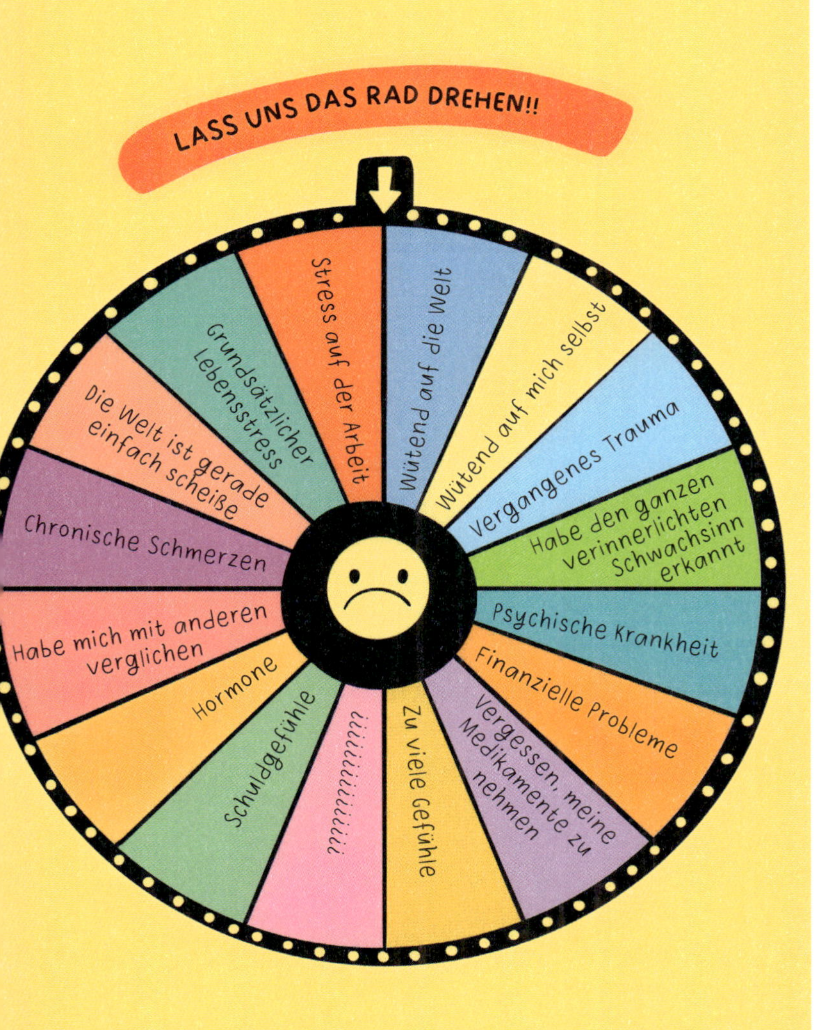
LASS UNS DAS RAD DREHEN!!
Stress auf der Arbeit
Wütend auf die Welt
Wütend auf mich selbst
Vergangenes Trauma
Habe den ganzen verinnerlichten Schwachsinn erkannt
Psychische Krankheit
Finanzielle Probleme
Vergessen, meine Medikamente zu nehmen
Zu viele Gefühle
¿¿¿¿¿¿¿¿¿¿¿¿
Schuldgefühle
Hormone
Habe mich mit anderen verglichen
Chronische Schmerzen
Die Welt ist gerade einfach scheiße
Grundsätzlicher Lebensstress

Es ist okay, um Hilfe zu bitten

Der Beginn der Reise meiner psychischen Heilung kann mit einem einzigen Wort umschrieben werden: überwältigend. Irgendwas stimmte nicht: Und was jetzt? Wohin gehe ich? Was sage ich? Was passiert dann? Mit diesen Fragen musste sich mein Teenager-Ich herumschlagen.

Es gibt viele Gründe, weshalb es schwierig ist, um Hilfe zu bitten, auch wenn man sie ganz dringend benötigt. Vielleicht hast du Angst vor der Antwort, die du bekommen wirst, oder davor, wie man dich wahrnehmen wird; vielleicht fällt es dir schwer zuzugeben, dass du Hilfe brauchst; oder aber du bist einfach nur verwirrt und besorgt. Um Hilfe zu bitten, kann sehr unangenehm sein, weil wir dann unsere Verletzlichkeit zeigen müssen und die Kontrolle aus der Hand geben. Wir wollen nicht als hilfsbedürftig erachtet werden – viel lieber wollen wir als unabhängig und leistungsfähig angesehen werden –, aber wir Menschen sind nun einmal ab und an ein bisschen hilfsbedürftig.

Wir brauchen andere – Unterstützung und soziale Bindungen sind Teil des Fundaments unserer menschlichen Bedürfnisse. Das Leben kann manchmal ganz schön erdrückend sein, und wenn es uns nicht gut geht, dann sehen wir uns nicht in der Lage, so einfache Aufgaben wie Geschirrspülen oder einen Termin vereinbaren zu bewältigen. Die gute Nachricht lautet: Die meisten Menschen helfen anderen gerne.

Am besten beginnt man eine Unterhaltung nicht mit einer Version von »Es tut mir schrecklich leid, dich zu fragen«, denn es gibt keinen Grund, warum man sich schuldig fühlen müsste. Unsere Gesellschaft lobt die Eigenständigkeit, aber wir können nicht erfolgreich durchs Leben gehen, solange wir die Fähigkeit

Meine Therapeutin sagte, ich sollte mehr spazieren gehen, aber ich fühle mich so unmotiviert. Willst du vielleicht mitkommen?

Meine chaotische Wohnung überfordert mich gerade. Könntest du vorbeikommen und mir helfen, mit Aufräumen anzufangen? Ich hole uns danach was zu essen!

Mir geht es gerade nicht gut und ich brauche Hilfe. Würdest du mir dabei helfen, nach sozialpsychiatrischen Beratungsstellen zu suchen?

Das verwirrt mich, könntest du es mir erklären? Du kannst dir immer auf alles einen Reim machen.

Kann ich bei dir mal ein bisschen Dampf ablassen? Ich würde mich sehr über etwas Unterstützung freuen.

nicht trainieren, uns von anderen helfen zu lassen und im Gegenzug selbst anderen zu helfen. Hilfe kann sich auf vielerlei Weise manifestieren: Manchmal brauchst du vielleicht jemanden, der zuhört, einen praktischen Ratschlag oder aber Unterstützung bei einer täglichen Aufgabe.

Vielleicht hast du Freunde, Familie, deinen Partner oder deine Partnerin um Hilfe gebeten, stellst dann aber fest, dass du professionelle Hilfe benötigst. Hab keine Angst davor, den ersten Schritt zu machen und einen Arzt oder eine Therapeutin zu kontaktieren. Du musst nicht wissen, was du sagen sollst oder was dann passieren wird. Sie können dir dabei helfen, all das herauszufinden.

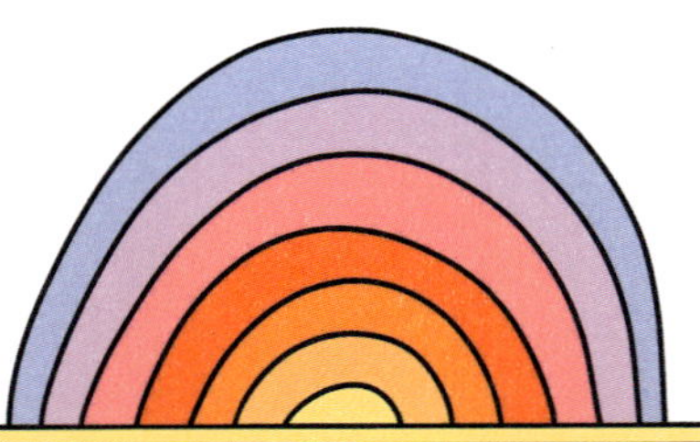

WENN DU DIR KEINE THERAPIE LEISTEN KANNST

Dann findest du hier vielleicht Hilfe:

- bei der Krankenkasse oder dem örtlichen Gesundheitsdienst
- bei einer Online-Therapie oder Online-Beratungssitzungen (viele Therapeuten und Therapeutinnen haben billigere Tarife bei Sitzungen, die nur online stattfinden)
- Vielleicht bietet deine Firma oder deine Schule/Universität Unterstützung in irgendeiner Form an (und falls du noch studierst, dann prüfe, ob Therapie-Praxen in deiner Nähe nicht einen Studentenrabatt gewähren).
- bei Gesundheitsorganisationen oder Stiftungen
- bei religiösen Kultstätten, solltest du eine solche aufsuchen

Solltest du bei keiner dieser Stellen fündig werden, dann versuche, dir bei Freunden, Familie, Ärzten und vertrauenswürdigen Onlineseiten, Büchern und Apps so viel Rat und Unterstützung wie möglich zu holen.

»Ich will leben, aber gerade wäre ich am liebsten nicht da«

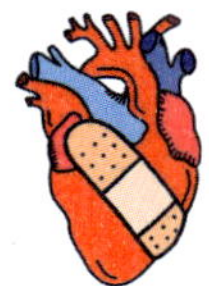

Die folgenden Seiten beinhalten eine Diskussion über Suizidgedanken und meinen Selbstmordversuch. Das ist ein Thema, das ich für wichtig erachte, aber wenn dir das gerade zu viel sein sollte, dann blättere weiter.

Wenn ich eine schwierige Phase durchmache oder aber mich von großen, schwierigen Empfindungen überwältigt fühle, dann stelle ich mir gerne vor, wie schön es wäre, in einen langen, empfindungslosen Schlaf abzutauchen. Unbewusst, reglos und unwissend dazuliegen, nicht nur was meinen emotionalen Schmerz betrifft, sondern auch mein ganzes Sein als fühlender Mensch. Alles würde innehalten, und wenn ich dann wieder aufwache, wäre ich erholt, mir wäre warm, und es gäbe eine spürbare Distanz zwischen dem, was zuvor schiefgelaufen ist, und meiner derzeitigen Realität. Aber natürlich ist das nicht möglich und es würde tatsächlich auch nicht helfen.

Vielen Menschen ist es unangenehm, über Suizid zu sprechen. Dieses Thema ist mit vielen Ängsten und Missverständnissen behaftet. Allgemein gilt häufig die Auffassung, ein Suizid sei eine Wahl – als würden suizidgefährdete Menschen wirklich sterben wollen. Tatsächlich aber glaube ich, dass es nicht um den Todeswunsch geht, sondern vielmehr darum, dem Leiden entrinnen zu wollen, das sich alles verzehrend und unausweichlich anfühlt. Meiner Meinung nach sollten die Worte »egoistisch« und »eigene Entscheidung« aus den Diskussionen um Suizid gestrichen werden, weil es hier nicht um eine Debatte über Moralvorstellungen oder Eigenverantwortung geht. Suizid ist eine der Haupttodesursachen, somit ist es überaus wichtig, wie wir darüber sprechen.

MYTHEN	FAKTEN
Sprechen wir über Suizid, dann könnte das Menschen, die an Selbstmord denken, dazu ermutigen, einen Suizidversuch zu machen.	Es ist wichtig, über Suizid zu sprechen und anderen zu zeigen, dass man ihnen hilft und zuhört.
Nur Menschen mit einer starken psychischen Störung begehen einen Selbstmordversuch.	Suizide werden häufig von stressigen Lebensereignissen getriggert und können jeden einholen.
Menschen, die sterben wollen, werden einen Weg finden, unabhängig davon, was wir tun.	Selbstmordgedanken sind oft von kurzer Dauer, somit kann ein Eingreifen Leben retten.
Menschen, die behaupten, sie hätten Suizidgedanken, wollen nur Aufmerksamkeit.	Sollte jemand besonders viel Aufmerksamkeit für sich einfordern, dann sollte das lieber als ein Bedürfnis nach Zuwendung verstanden und ernst genommen werden.

Ich habe meine eigene Erfahrung mit Suizid gemacht. Siebzehn war ein schwieriges Alter für mich, und alles verschlimmerte sich, als mir ein Medikament verschrieben wurde, von dem ich eine drogeninduzierte Psychose bekam, die sich zu einer manischen Episode entwickelte. Es fing mit Paranoia und Irrealität an und steigerte sich zu starkem Verfolgungswahn, bei dem ich Angst um mein Leben hatte und dachte, etwas oder jemand würde jeden Moment versuchen, mir etwas anzutun. Im Augenwinkel sah ich dunkle Gestalten und Schatten und hatte das Gefühl, als streckte jemand eine klauenbewehrte Hand nach mir aus und wollte mich packen. Durch die Manie wirkte ich glücklich und motiviert, aber in meinem Kopf herrschte das reinste Chaos. Ich suchte nicht nach Hilfe, weil ich Angst hatte, ich würde dann gegen meinen Willen irgendwo hingebracht, und wohl auch, weil es bedeutete, dass ich dann in Worte fassen müsste, was gerade passierte – und so ehrlich wollte ich nicht einmal mir selbst gegenüber sein.

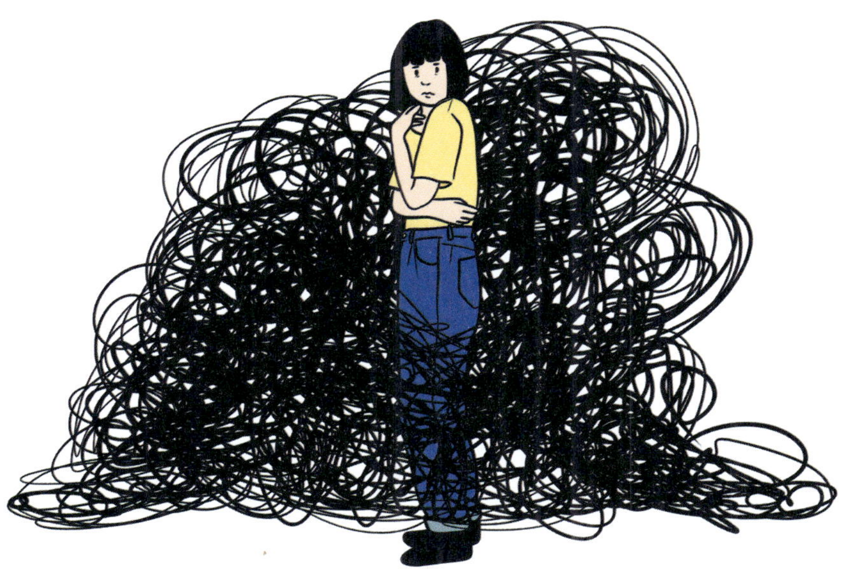

Würde mir das jetzt passieren, dann würde ich mir Hilfe holen, doch damals war mir nicht klar, dass meine Psychose tatsächlich ein medizinischer Notfall war, und ich wusste zu dieser Zeit auch nicht, wie ich für mich selbst einstehen sollte.

Eines Abends war es so schlimm und ich litt unter so starkem Schlafentzug, dass ich die ganzen Medikamente der nächsten Wochen auf einmal einwarf. Von da an habe ich nur noch flüchtige, verschwommene und fragmentierte Bilder des Abends im Kopf. Zwei Polizeibeamte fanden mich an einer Straße bei einem Friedhof, barfuß, wirres Zeug redend, und brachten mich ins Krankenhaus. Mein Sichtfeld hatte einen schwarzen Rand, der immer breiter wurde, und je breiter er wurde, umso stärker wurde das Gefühl des drohenden Untergangs. Ich war in einem Bett hochgelagert und man verabreichte mir Aktivkohle, die das Gift aus dem Magen aufsaugte. Meine lebhafteste Erinnerung an diesen Abend ist der Geschmack von Kohle und wie es sich anfühlte, wenn sie – klumpig und rau – meine Kehle hinunterglitt.

Als ich aufwachte, entdeckte ich eine Infusionsnadel in meinem Arm, dann sah ich meine Familie um das Bett herumstehen, mit blassen Gesichtern und noch schmerzerfüllter als je zuvor, wobei mir ganz schlecht wurde. Als ich mich dann zum ersten Mal im Spiegel des angrenzenden Badezimmers sah, erkannte ich mich nicht wieder. Die Aktivkohle war in meinen Mundwinkeln und meinem Zahnfleisch getrocknet, meine Augen waren gerötet und meine Lippen schälten sich. »Was hast du nur gemacht?«, dieser Satz hallte wie ein schmerzhafter Tinnitus in meinem Kopf wider.

Wir sprechen nicht annähernd genug darüber, was nach einem Suizidversuch passiert. Ich wusste nicht, wie ich das Geschehene verarbeiten sollte. Es fühlte sich an, als hätte ich eine Atombombe in das Fundament meines Lebens geworfen und als wären alle um mich herum von der Schockwelle niedergerissen worden. Die Menschen packten mich in Watte. Meine Mutter verwaltete über

Monate hinweg meine Medikamente, und ich ließ sie machen, weil sie sich damit sicher fühlte. Ging ich unangekündigt spazieren, fuhr mein Vater mit dem Auto durch die Nachbarschaft, um sich zu vergewissern, dass es mir gut ging.

Ich fühlte mich durch diese Nahtoderfahrung traumatisiert und hatte schreckliche Schuldgefühle deswegen. Es brauchte Jahre, bis ich in der Therapie darüber sprach, und noch länger, bis ich akzeptieren konnte, dass das, was geschehen war, tatsächlich ein Trauma war. Erst dann war ich in der Lage, mir selbst zu vergeben und mich von all der Scham zu lösen, an der ich so lange festgehalten hatte.

Niemals hätte ich gedacht, dass ich irgendwann einmal eine solche Erfahrung durchmachen würde, doch durch die Hilfe anderer ging es mir langsam besser.

Genau deshalb müssen wir eine Akzeptanz dafür erschaffen, dass Selbstmord jeden Einzelnen von uns betreffen kann. Sprechen wir darüber, dann laden wir ihn nicht etwa in unser Leben ein, wir achten einfach nur darauf, dass wir und die Menschen, die uns nahestehen, die Hilfe bekommen, die wir brauchen. Noch immer habe ich ab und an während sehr starker emotionaler Momente einen Suizid- oder sonst irgendwie eigenartigen Gedanken, doch mehrere Dinge helfen mir, solche Momente zu überstehen. Unter anderem war das Erlernen von erdenden und selbstberuhigenden Techniken, über die wir später sprechen werden, für mich sehr hilfreich. Mir in Erinnerung zu rufen, dass meine Gefühle nicht von Dauer sind, und an all die Dinge zu denken, die ich verpasst hätte, wäre dieser erste Versuch »geglückt«, helfen mir dabei, alles etwas zu relativieren. Ein Großteil der Suizidprävention besteht für mich darin, ganz bewusst für Momente der Freude und für Dinge zu sorgen, die den Alltag verschönern, sowie Stress sinnvoll zu bewältigen.

NACH EINEM SUIZIDVERSUCH

Versuche, Pläne für die kommenden Wochen zu machen, damit es etwas gibt, worauf du dich freuen kannst – das können Kleinigkeiten sein wie dein Lieblingsessen bestellen oder dir einen Film ansehen.

Zieh dich nicht zurück! Halte Kontakt zu anderen Menschen und halte an diesen Beziehungen fest.

Nimm dir Zeit, das alles zu verarbeiten, und versuche, dir selbst gegenüber nett zu sein, während du diese schwierigen Gefühle durchlebst.

Verringere deinen Alltagsstress, so gut es geht.

Finde den Grund für deine Suizidgedanken heraus und frage dich:
- Wann habe ich das zum ersten Mal gefühlt und was hat mich getriggert?
- Bei welchen Dingen fühle ich mich besser, bei welchen schlechter?
- Gibt es etwas, was ich tun könnte oder wobei ich mir Hilfe holen könnte, um mit meinem Leben mehr im Reinen zu sein?

Sprich mit einer Therapeutin/einem Therapeuten darüber oder aber mit jemandem, dem du vertraust.

Bereichere dein Leben, indem du etwas Neues lernst, versuche dich an einem neuen Hobby oder schreibe dich in einen Kurs ein.

Lies Geschichten von Menschen, die ihre Momente mit Suizidgedanken überlebt und sich davon erholt haben.

Mache dein Heilen zu deiner obersten Priorität, indem du dich in Selbstfürsorge übst und dich auf deine Heilung konzentrierst.

Denke daran, dass es nach einem Suizidversuch ganz normal ist, Erleichterung, Enttäuschung, Verlegenheit oder Wut zu empfinden.

Schließe dich einer Selbsthilfegruppe an, ob online oder vor Ort.

Stelle dir ein »Bewältigungskit« mit Dingen zusammen, die dich trösten, seien es ein Stofftier aus der Kindheit, alte Fotos, dein Lieblingssnack etc.

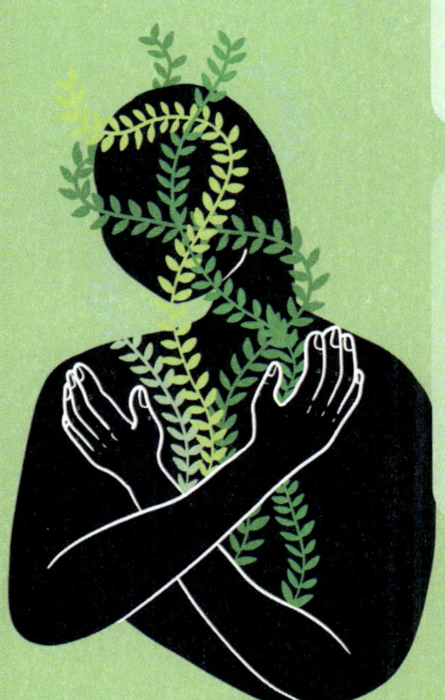

Erarbeite einen Notfallplan für die Zukunft: Wen willst du anrufen und welche Bewältigungsmechanismen willst du einsetzen? Was ist ein sicherer Ort, an den du dich zurückziehen kannst? Etc.

WENN DICH SUIZIDGEDANKEN UMTREIBEN

Rufe den Notruf, wenn du sofort Hilfe benötigst.

Setze dich hin und schreibe auf, was du fühlst. Du kannst auch über etwas schreiben, was du magst oder was du eines Tages gern tun würdest, oder aber schreibe einen Brief an dein zukünftiges Ich.

Gehe nach draußen, spüre die Sonne oder den Wind auf deiner Haut, und versuche, eine Verbindung zur Welt um dich herum herzustellen.

Bereite dir etwas Köstliches zu essen oder zu trinken zu und mache es dir gemütlich.

Sage jemandem, wie du dich fühlst, zum Beispiel deiner Familie, deinem Freundeskreis oder einer Suizidhotline.

Versuche es mit einer Bewältigungsstrategie gegen Selbstverletzung, zerreiße zum Beispiel etwas oder nimm eine kalte Dusche.

Atme ruhig und langsam, und konzentriere dich auf deine Sinne, um deine Gedanken zur Ruhe kommen zu lassen.

Bewältige eine Minute nach der anderen, lenke dich ab und belohne dich immer, wenn fünf Minuten vergangen sind.

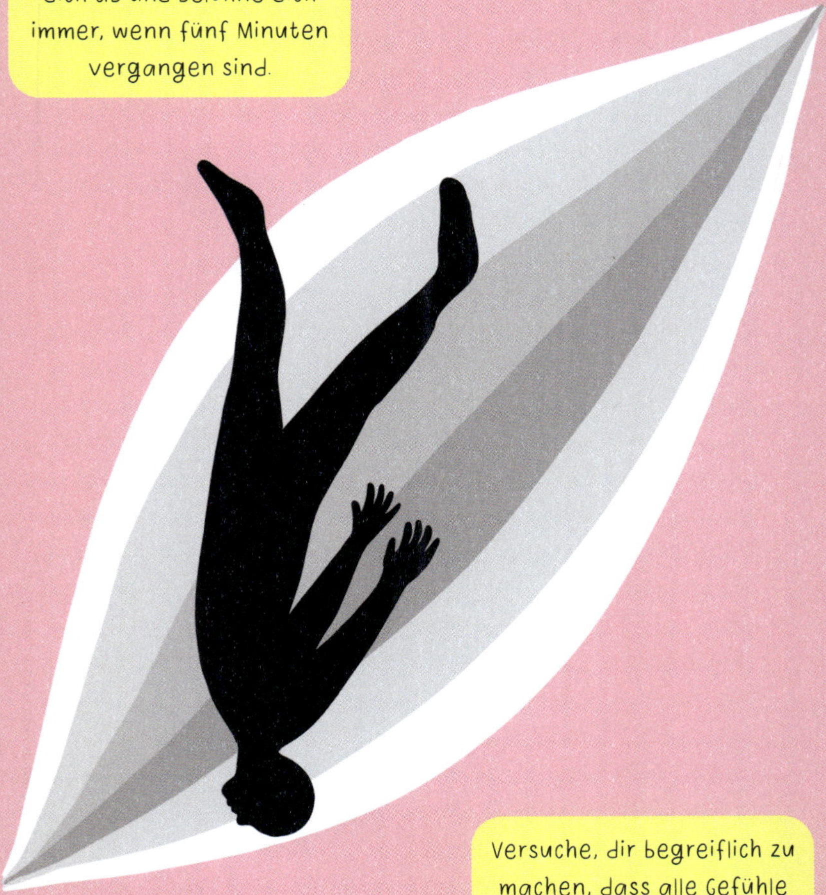

Versuche, dir begreiflich zu machen, dass alle Gefühle fast immer vorübergehen, auch wenn sie sich um Suizid drehen.

Entferne alles aus deinem Umfeld, womit du dir Schaden zufügen könntest, und suche einen sicheren Ort auf.

Trauma lebt im Körper

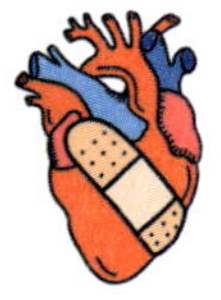

Der nächste Abschnitt beschreibt meine Erfahrungen mit sexueller Gewalt und dem Miterleben eines Unfalls. Ich habe diese Geschichten hier aufgeführt, weil sie ein wichtiger Teil meiner Erfahrungen für psychische Gesundheit sind, doch wenn du sie jetzt gerade nicht lesen möchtest, dann blättere einfach weiter.

Trauma ist sehr viel weiter verbreitet, als man gemeinhin annimmt. Auch wenn wir traumatische Ereignisse für gewöhnlich mit dem Überleben eines Krieges oder einer Naturkatastrophe gleichsetzen, so sind auch Ereignisse wie eine Scheidung, eine physische Verletzung, der plötzliche Tod eines Angehörigen oder das Miterleben von häuslicher Gewalt als Kind Beispiele für traumatische Erlebnisse. Kindheitstraumata können uns auch noch als Erwachsene beeinflussen: Es gibt Tests für etwas, das sich Belastende Kindheitserfahrungen nennt. Menschen, die hier eine hohe Punktzahl erreichen, neigen eher dazu, Probleme mit Drogenmissbrauch, chronischer Depression, toxischem Stress oder Ähnlichem zu bekommen. Erlebt man ein traumatisches Ereignis, so erhöht sich das Risiko für ein psychisches Problem, es ist also überaus wichtig, einen Blick zurück auf unser Leben zu werfen und uns zu fragen, ob wir an einem ungelösten Trauma leiden, das uns bis heute beeinflusst.

Meine späten Teenagerjahre verliefen aufgrund des Traumas ganz verschwommen. Mit siebzehn befand ich mich schon seit mehreren Jahren in Therapie und fühlte mich ziemlich ausgeglichen und gestärkt. Meine Genesung wurde auf den Prüfstand gestellt, als mir sexuelle Gewalt widerfuhr, ohne dass mir im ersten Moment klar gewesen wäre, dass es sich um sexuelle Gewalt

SO KANN UNGELÖSTES TRAUMA AUSSEHEN

niedriges Selbstwertgefühl

Co-Abhängigkeit in Beziehungen

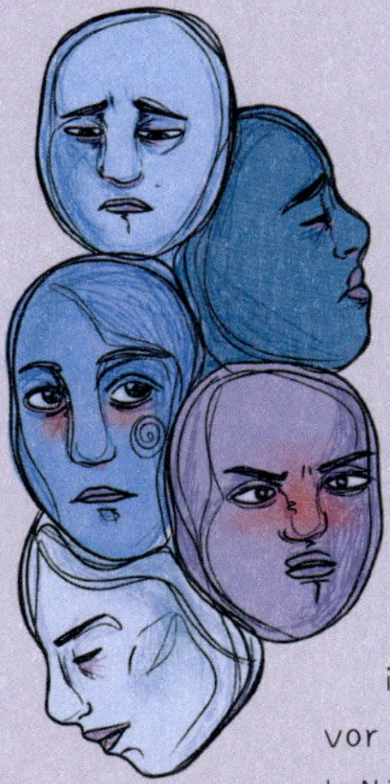

Angst davor, verlassen zu werden

die eigenen Bedürfnisse hinter die anderer stellen

beständig nach Anerkennung streben

tiefes Schamgefühl

ständig beschäftigt sein, um sich dem Trauma nicht stellen zu müssen

missbräuchliches oder respektloses Verhalten dulden

positiven Veränderungen widerstehen

immer Angst vor dem haben, was als Nächstes passieren könnte

nur schwer für sich selbst einstehen oder Grenzen aufzeigen können

keine Konflikte ertragen

handelte, und ich bin mir sicher, dass es ganz vielen anderen Menschen auch so geht. Es war einfach etwas, das mir passierte, als ich auf einem Musikfestival war, und dann hat mein Gehirn, in dem Versuch, mich zu schützen, dieses Ereignis vor meinem bewussten Denken verborgen. Jene verschwommene Nacht, dann ein neuerlicher traumatischer Besuch in der Kinder- und Jugendklinik, danach ging das Leben weiter. Es kam erst wieder zur Sprache, als mein erster Freund zu mir sagte: »Du weißt schon, dass du nicht Ja zu Sex sagen musst, wenn dir nicht danach ist, okay?« In dem geschützten Raum des Moments begriff mein Gehirn endlich, was passiert war und wie falsch das alles gewesen war. Dennoch verdrängte ich das Erlebte in die hinterste Ecke meines Gehirns, weil es so absolut unaussprechlich war.

Unterdessen forderte das Trauma jener Nacht seinen Tribut von meinem Unterbewusstsein: Ich fing an, weniger zu essen, als wollte ich mich verschwinden lassen. Das Einzige, was in diesem Jahr zunahm, war meine Angst in Gegenwart von Männern.

Die Schublade, in die ich das Trauma weggepackt hatte, blieb ein Jahr lang ungeöffnet, bis der nächste Dominostein umfiel und ich während eines Roadtrips durch Amerika einen tödlichen Autounfall miterlebte.

Diese traumatische Erinnerung unterscheidet sich stark von meiner vorherigen; der sexuelle Missbrauch war verschwommen, fast ein Traum, diese Erinnerung hier ist hingegen kristallklar, fast so, als könnte ich hineintreten und sie immer wieder aufs Neue durchleben.

Wir hatten für eine Raucherpause zum Sonnenuntergang angehalten, als wir von einem lauten Knall ganz in der Nähe aufgeschreckt wurden. Da wir befürchteten, es könnte sich um einen Schuss handeln, gingen wir zurück ins Auto, doch dann fuhren wir an der Stelle vorbei: Vor uns lag ein Auto auf der Seite, die Räder uns zugewandt. Mein Freund beruhigte mich, als wir daran vorbeifuhren, »Siehst du, da kommt schon der Krankenwagen«,

DEIN TRAUMA IST AUCH DANN VON BEDEUTUNG, WENN …

… du dich nicht an alles erinnern kannst.

… du nie jemandem davon erzählt hast.

… andere dir nicht geglaubt haben.

… es schon sehr lange zurückliegt.

… es dir jetzt besser geht.

… dir erst später bewusst wurde, dass es etwas Traumatisches war.

… sich daraus keine PTBS entwickelt hat.

… du Menschen kennst, die »Schlimmeres« mitgemacht haben.

… dein Leben nicht in Gefahr war.

aber ich sagte ihm, was ich im Auto und auf der Straße gesehen hatte. Es war zu spät.

Während wir weiterfuhren, sah ich jedes Mal, wenn ich die Augen schloss, ganz lebhaft alle Details des Unfalls vor mir. Später dann, lange nachdem diese Reise zu Ende war, hatte ich jede Nacht Albträume von irgendwelchen Unfällen, mit Blut und Tod und Scherben – und wachte völlig erschlagen auf. War ich in einem Auto, kribbelten meine Hände und Füße erst und wurden dann taub, und mein Herz pochte ganz laut in meinem Hals und meinen Ohren. Erinnerungen an den sexuellen Missbrauch tauchten wieder in meinen Gedanken auf, mein gebeuteltes Unterbewusstsein konnte es nicht länger in der Schublade verborgen halten und ich hatte die ganze Zeit über Angst und war unruhig.

Monate später bekam ich eine neue Therapeutin und kurz danach wurde bei mir eine posttraumatische Belastungsstörung (PTBS) festgestellt.

Mit den wenigen Fähigkeiten, die ich besaß, habe ich viel an meiner Heilung gearbeitet. Ich hatte eine kognitive Verhaltenstherapie angefangen, was für mich bedeutete, dass ich mich meinen sozialen Ängsten stellen und meine soziale Angststörung überwinden musste. Man hört nur dann auf, Angst zu haben, wenn man sich mit dem befasst, wovor man Angst hat, also war mir klar, was ich zu tun hatte.

Es machte mir Angst, in einem Auto zu sein, also sagte ich immer Ja, wenn Familienangehörige oder jemand aus dem Freundeskreis mich herumfahren wollten. Ich hatte Angst in Gegenwart von Männern, also versuchte ich, die Freunde meines Partners besser kennenzulernen, und manchmal fragte ich einen Fremden nach dem Weg oder der Uhrzeit.

Ich schrieb über meine Traumata, füllte unzählige Seiten mit allem, woran ich mich erinnerte. Ich hielt meine Erfahrungen chronologisch fest, ich erstellte Listen mit den Dingen, die ich während dieser Erfahrungen gedacht hatte, ich brachte sie als Gedichte oder als reimenden Singsang zu Papier, ich schrieb wütende Briefe an meinen Angreifer und zerknüllte sie dann.

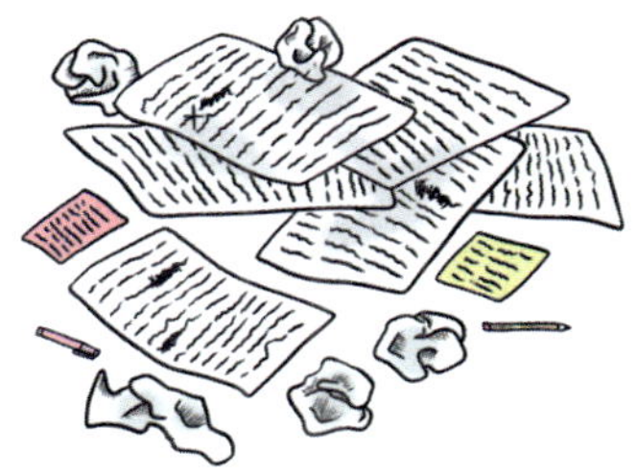

War ich allein zu Hause, dann beschrieb ich diese Erfahrungen laut, vom Anfang bis zum Ende, immer wieder aufs Neue.

Bei der Traumatherapie konzentriert man sich stark darauf, das Trauma zu verarbeiten, indem man es sich immer wieder in Erinnerung ruft, bis es sich nicht mehr ganz so intensiv anfühlt. Die Erinnerung an ein Trauma entspricht nicht der einer normalen Erinnerung; sie ist durcheinander und fragmentiert. Wir erinnern uns an Traumata nicht so wie an unsere alltäglicheren Erinnerungen – wir durchleben sie erneut. Traumaarbeit hilft uns, diese Erinnerungen zu verarbeiten und zu integrieren, ihnen einen Anfang, eine Mitte und ein Ende zu geben – damit sich unser Nervensystem daran erinnert, »das war damals, das ist jetzt«, und in diesem Jetzt bin ich sicher.

Während ich an der Heilung meiner Traumata arbeitete, ploppte sehr viel in mir auf – kleinere Traumata, die ich ganz vergessen hatte, oder aber Erfahrungen, die ich gar nicht als traumatisch eingestuft hatte. Dass ich zum Beispiel als Kind in der Schule schikaniert wurde. Oder dass ich an chronischer Migräne litt und keinen richtigen Weg fand, um mit den starken Schmerzen zurechtzukommen. Oder aber, dass ich im Alter von zwölf Jahren eine Freundin mit Suizidgedanken gehabt hatte, deren einzige Stütze ich war. All diese Dinge, die mein Kindheits-Ich erlebt hatte, waren noch immer irgendwo in mir, rieben mich auf und setzten mir zu, manifestierten sich als willkürliche Schmerzen oder Spannungen.

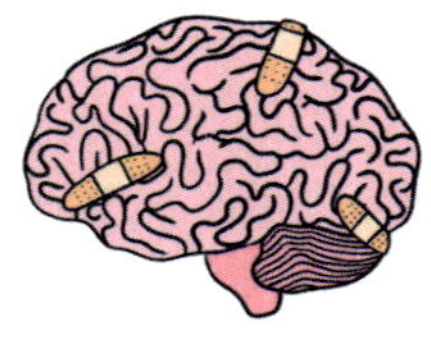

Trauma ist sehr komplex und man geht davon aus, dass es unsere Gene verändern und an unsere Kinder weitergegeben werden kann; so etwas nennt sich dann »transgenerationales Trauma«. Das sollte man nicht unterschätzen.

Ich habe weiter Tagebuch geschrieben, mit meinem Partner und meiner Therapeutin gesprochen, meine Übungen durchgeführt, um mich meinen Ängsten zu stellen, und Ideen zusammengetragen, wie ich damit zurechtkommen kann. Ich vermied gewisse Trigger, wie sexuelle Übergriffe in Filmen, indem ich Webseiten wie unconsentingmedia.org oder doesthedogdie.com benutzte. Ich war geduldig mit mir selbst. Nachdem ich das nun schon sieben Jahre lang mache, glaube ich nicht, dass die Diagnose PTBS noch länger auf mich zutrifft. Zwar sind die Traumaerinnerungen noch immer schmerzhaft, aber sie lähmen mich nicht mehr. Ich denke, ich würde irgendwann gern wieder mit meinen Freunden und Freundinnen auf ein Festival gehen, und vielleicht werde ich irgendwann auch versuchen, den Führerschein zu machen.

Wenn du dich mit ungelösten Traumata herumschlagen musst, dann gibt es viele Möglichkeiten, wie du dir helfen kannst.

Manchmal helfen einem Dinge, sich besser zu fühlen, von denen man das gar nicht erwartet hätte. Ich habe viel Nützliches für mich herausgefunden und auch bereits erwähnt, am wichtigsten erachte ich jedoch Folgendes:

- **Therapien**: Die EMDR-Methode (Eye Movement Desensitization and Reprocessing – Desensibilisierung und Verarbeitung durch geführte Augenbewegungen), Neurofeedback-Therapie und traumafokussierte Kunsttherapie sind zum Beispiel weitverbreitete Techniken, um das Verarbeiten von Traumata zu fördern.

- **Restoratives Yoga** ist dafür bekannt, das Nervensystem dabei zu unterstützen, sich von Traumata zu erholen.
- **Atemarbeit**: Nimmt man langsame, bewusste Atemzüge, aktiviert das den Parasympathikus (den Ruhenerv, der das Verdauungssystem anregt und uns dabei hilft, Spannungen abzubauen).
- Durch das **Lesen in Foren** oder **Büchern** zum Thema Trauma und das **Anhören von Podcasts** habe ich erkannt, dass es Gemeinschaften von Menschen gibt, die all das verstehen. Als ich das Buch *Verkörperter Schrecken* von Bessel van der Kolk gelesen habe, gab mir das ein besonderes Gefühl der Bestätigung und war sehr hilfreich, um mit meinen Traumata zurechtzukommen.

Denke daran, es ist okay, um Hilfe zu bitten. Für mich bedeutete das Trauma, Zeuge eines Unfalls mit Todesfolge gewesen zu

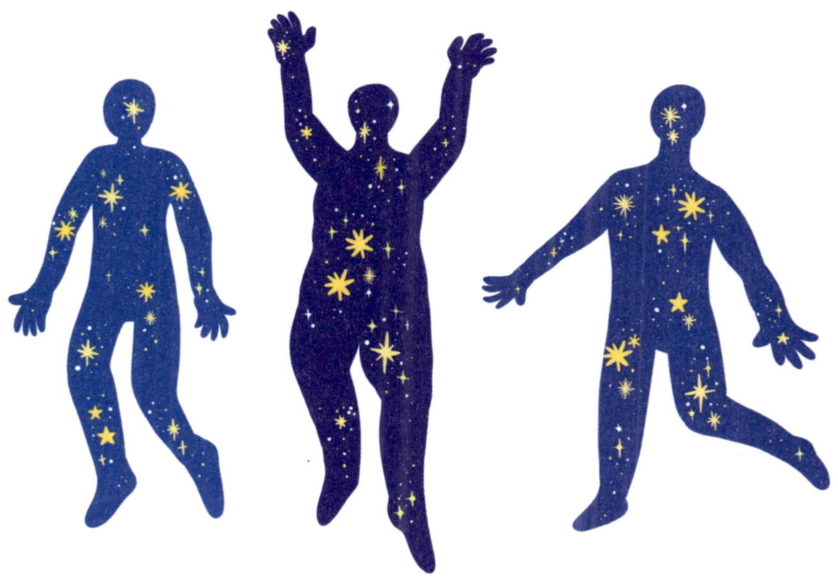

sein, dass ich um Hilfe bitten musste, was dann dazu führte, dass vergangene Traumata an die Oberfläche kamen, um die ich mich noch nicht gekümmert hatte. Rede deine Erfahrungen nicht klein – sprich mit jemandem, wenn du das Gefühl hast, etwas Traumatisches erlebt zu haben, selbst dann, wenn du nur das Gefühl hast, du könntest vielleicht Hilfe benötigen. Warte nicht ab, bis sich ein Trauma auf ein anderes Trauma aufbaut.

EIN TRAUMA ZU HEILEN, KANN SO AUSSEHEN

Rufe dir in Erinnerung, dass es in Sachen Fühlen kein Richtig oder Falsch gibt.

Versuche, eine gewisse Routine zu etablieren.

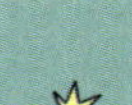

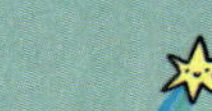

Lies Bücher und informiere dich über Trauma und Möglichkeiten, wie du es bewältigen kannst.

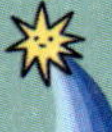

Bewege dich, um dich mit deinem Körper zu verbinden. Versuche es mit rhythmischen Übungen, die auch deine Gliedmaßen einschließen.

Finde Möglichkeiten, wie du deine Gefühle wie Ärger, Trauer und Taubheit konstruktiv ausdrücken kannst.

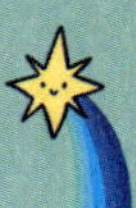

Stütze dich auf Menschen, denen du vertraust.

Höre dir Geschichten von anderen Überlebenden an und wie ihre Wege der Heilung waren.

Du bist nicht kaputt

Es ist einfach, sich allein zu fühlen, wenn man mit psychischen Problemen zu kämpfen hat. Ich hielt mich für besonders krank und glaubte, meinen inneren Aufruhr verbergen zu müssen, weil ich der Meinung war, dass er eigenartig war und sich sowieso keiner damit identifizieren konnte. Als ich diese Gefühle dann in Worte fasste, stellte ich fest, dass sich viele Menschen aus meinem Bekanntenkreis in dem, was ich fühlte und womit ich mich herumschlug, wiedererkannten. Die Wahrheit über meinen Schmerz auszusprechen, unabhängig davon, wie sehr ich mich schämte, öffnete mir die Tür, um mich verstanden zu fühlen.

Bekommen wir nicht richtig beigebracht, über unsere unangenehmen Gefühle zu sprechen, oder wird uns verboten, sie auszudrücken, dann erfüllen sie uns mit Scham oder wir haben Angst vor ihnen. Manchmal spielen wir unsere traumatischen Ereignisse herunter, wodurch sie vor sich hin schwären und uns nicht loslassen. Möchte man ein Gefühl aufarbeiten, muss man es zuallererst einmal anerkennen. Es ist wichtig, sich Hilfe zu holen, auch dann, wenn man nicht so richtig weiß, ob es »schlimm genug« ist, denn solange es einen stört oder belastet, ist es wichtig, sich damit zu befassen. Es ist ganz einfach, davon auszugehen, dass man kaputt ist oder sich der Verstand gegen einen stellt, wenn man nicht die richtigen Werkzeuge besitzt, um mit dem Gefühl der Unzulänglichkeit, dem Stress, der Trauer oder anderen Schwierigkeiten, mit denen das Leben einen konfrontiert, zurechtzukommen. Doch wir alle können lernen, uns besser zu fühlen, wenn wir uns Zeit nehmen, uns erlauben, um Hilfe oder Unterstützung zu bitten, und uns selbst mit etwas Geduld und Zuneigung begegnen, während wir in die Hochs und Tiefs des Heilens eintauchen.

DENK DARAN …

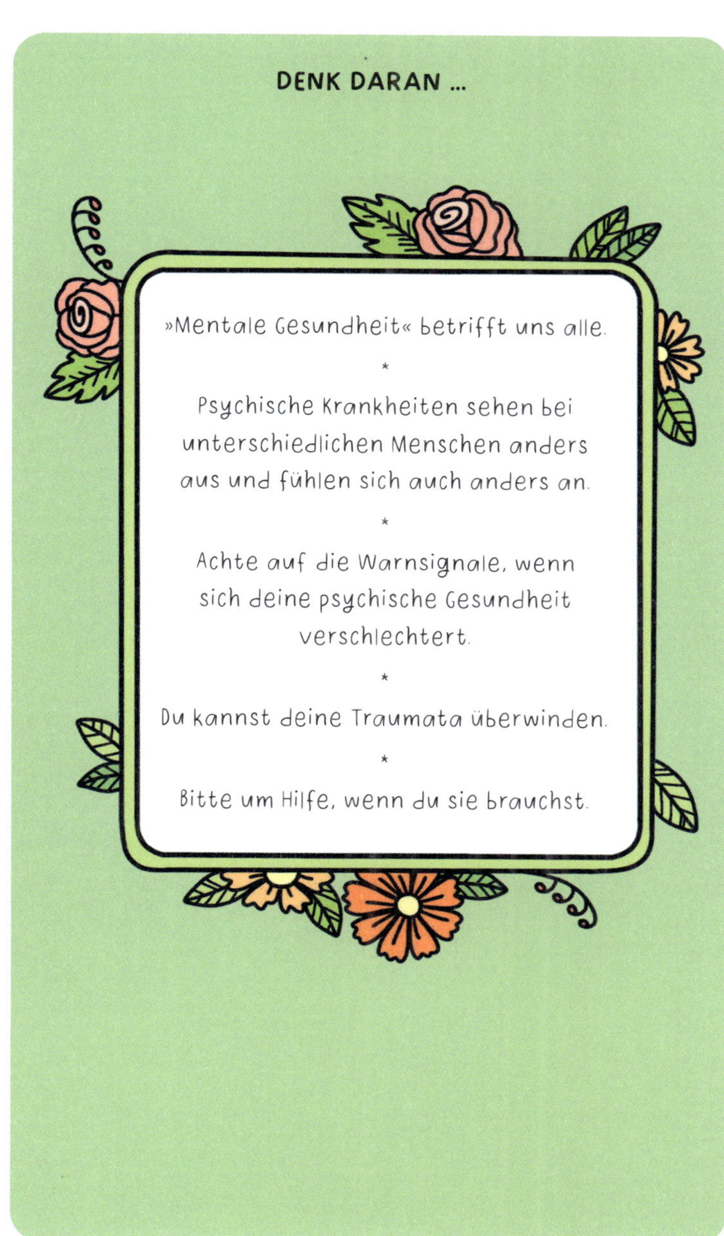
»Mentale Gesundheit« betrifft uns alle.
*
Psychische Krankheiten sehen bei unterschiedlichen Menschen anders aus und fühlen sich auch anders an.
*
Achte auf die Warnsignale, wenn sich deine psychische Gesundheit verschlechtert.
*
Du kannst deine Traumata überwinden.
*
Bitte um Hilfe, wenn du sie brauchst.

Kapitel 2

»WIRD ES MIR JEMALS BESSER GEHEN?« (JA!)

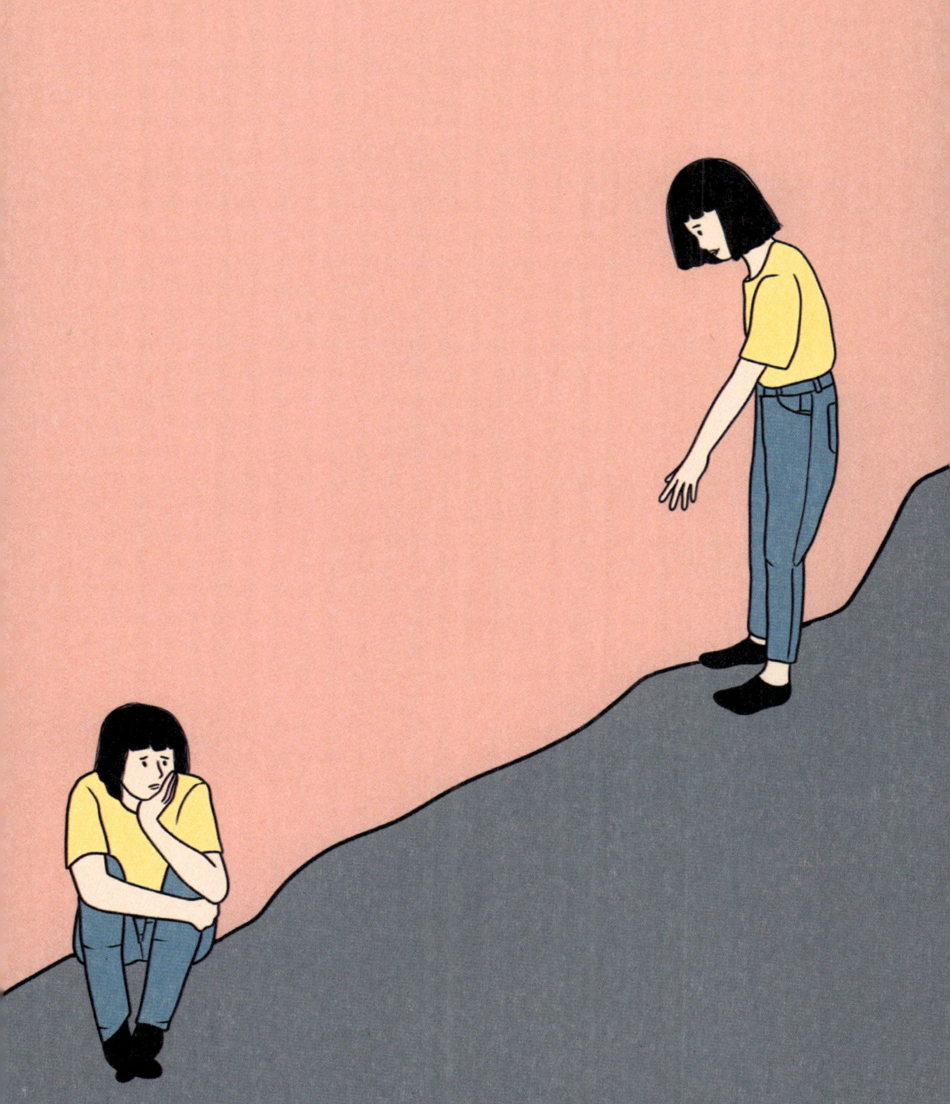

»Ich habe alles ausprobiert, aber nichts funktioniert!«

Mit sechzehn ging ich regelmäßig zur Therapie und fing an, mich intensiv mit Psychologie und dem Gehirn auseinanderzusetzen und darüber zu lesen, insbesondere was meine eigenen Diagnosen betraf, und ich suchte ganz fieberhaft nach einem Heilmittel.

Sport?
Genügend Wasser trinken?
Draußen sein?
Vitamine?
Beten?
Meditieren?
Achtsamkeit?
Kunsttherapie?
Prozac?
Auf Zucker verzichten?
Yoga?
Keto-Diät?
Aromatherapie?
Positiv denken?
Ätherische Öle?
Weniger am Handy hängen?
Bewusst atmen?
Eine Hotline anrufen?
Kognitive Verhaltenstherapie?
Mehr lächeln?
CBD?

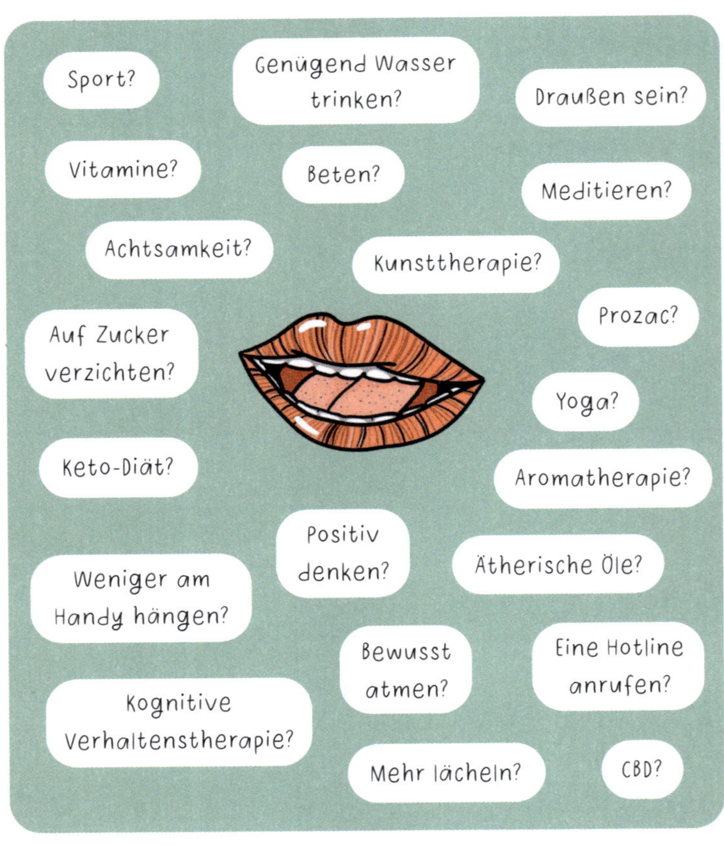

Wenn Figuren in Medien der Popkultur an einer psychischen Krankheit leiden (und keine Serienkiller sind), gelangen sie an einen Tiefpunkt, erleben einen alles verändernden Aha-Moment in der Therapie, worauf vielleicht eine Sequenz der Genesung folgt und dann – tadaa! Sie sind geheilt, noch ehe der Abspann läuft. Ich war an meinem Tiefpunkt angelangt – wo also war mein Aha-Moment?

Ich versuchte alles, was mir vorgeschlagen wurde. Gesprächstherapie, Beschäftigungstherapie, kognitive Verhaltenstherapie, Gruppentherapie. Antidepressiva, Schlafmittel, Neuroleptika, Stimmungsaufheller. Voller Entsetzen musste ich feststellen, dass mich diese Dinge nicht sofort heilten, und diese ganze emotionale Arbeit, bei der ich mein Gehirn durchforstete, fühlte sich so an, als würde ich über ein minenverseuchtes Terrain laufen. Ich konnte nicht wirklich sagen, ob es mir dann besser oder schlechter ging. Doch es kam mir so vor, als würde es mir immer schlechter gehen, weil die Therapeuten ständig neue Diagnosen fanden.

Zu diesem Zeitpunkt entdeckte ich die Online-Feelgood-Communities; Influencer, die Werbung für Entgiftungen, gesunde Ernährung und Sport machten, aber auch dafür, wie man psychisch heilen kann; bestärkende Affirmationen wie »der Unterschied zwischen einem guten Tag und einem schlechten besteht in deiner Einstellung dazu«; oder aber jenes bekannte, zweigeteilte Bild, oben ein Wald mit der Bildunterschrift »Das ist ein Antidepressivum« und darunter ein Haufen Tabletten mit der Bildunterschrift »Das ist Mist«. Mein leicht zu beeindruckendes junges Ich fing an, die Psychiatrie zu hinterfragen – waren alle meine Medikamente wirklich nur Mist? War ich deprimiert, weil meine Einstellung nicht optimistisch genug war oder aber, weil ich nicht an eine höhere Gewalt glaubte? Hatte ich nicht genug Zeit draußen verbracht, sollte ich auf meine Medikamente verzichten und mich stattdessen für eine rein pflanzliche Behandlungsmethode entscheiden?

Ätherische Öle, Vitamine und inspirierende Affirmationen schienen mir viel einfacher zu sein als die intensive Therapie, die meine Ängste immer wieder aufs Neue hervorrief und mir das Gefühl gab, extrem verletzlich zu sein. Ich fing an, mich an Yoga zu versuchen, recherchierte die Alltagsgewohnheiten von Milliardären und nahm Multivitaminpräparate. Aber wisst ihr was? Auch da hatte ich weder einen Aha-Moment noch fand ich ein Allheilmittel.

Mein Problem war nicht etwa, dass ich die falschen Sachen machte. Vielmehr hatte ich meine Erwartungen für Heilung an einem unrealistischen Weg ausgerichtet. Ich stellte mir vor, es wäre so, als hätte ich eine Grippe – man wird krank, dann behandelt man das und ist wieder so gut wie neu. Mit der psychischen Gesundheit gestaltet es sich jedoch etwas schwieriger. Einen guten Tag erachtete ich nicht als etwas, das ich feiern sollte, weil ich wusste, dass er ein Ende nehmen würde. Ganz ehrlich, es ging mir erst dann langsam besser, als ich mich völlig von der Vorstellung gelöst hatte, ich würde wieder ganz geheilt werden, und anfing, den Wegen eine Priorität einzuräumen, die mir dabei halfen, mich in meinem Alltag besser zu fühlen. Was, wenn ich damit anfinge, mich ganz von dem Druck zu lösen, keine Neurosen oder Symptome mehr haben zu dürfen, und stattdessen einfach feierte, wann immer ich irgendwelche Fortschritte machte, ob kleine oder große? Wenn ich mich nur 20 Prozent besser fühlen würde, dann wäre das schon viel besser, aber was, wenn ich es bis zu 50 Prozent schaffte? Was, wenn ich die Realität meiner Situation annähme – dass die psychische Gesundheit im Leben eines Menschen mal besser und mal nicht so gut ist – und mir selbst gegenüber etwas dankbarer wäre? Sollte ich vollständig genesen, so wäre das großartig, aber wenn dem nicht so sein sollte, war mein Leben deshalb nicht weniger lebenswert. Selbst wenn ich mein ganzes Leben als Mensch mit psychischen Problemen verbringen sollte, so wäre das in Ord-

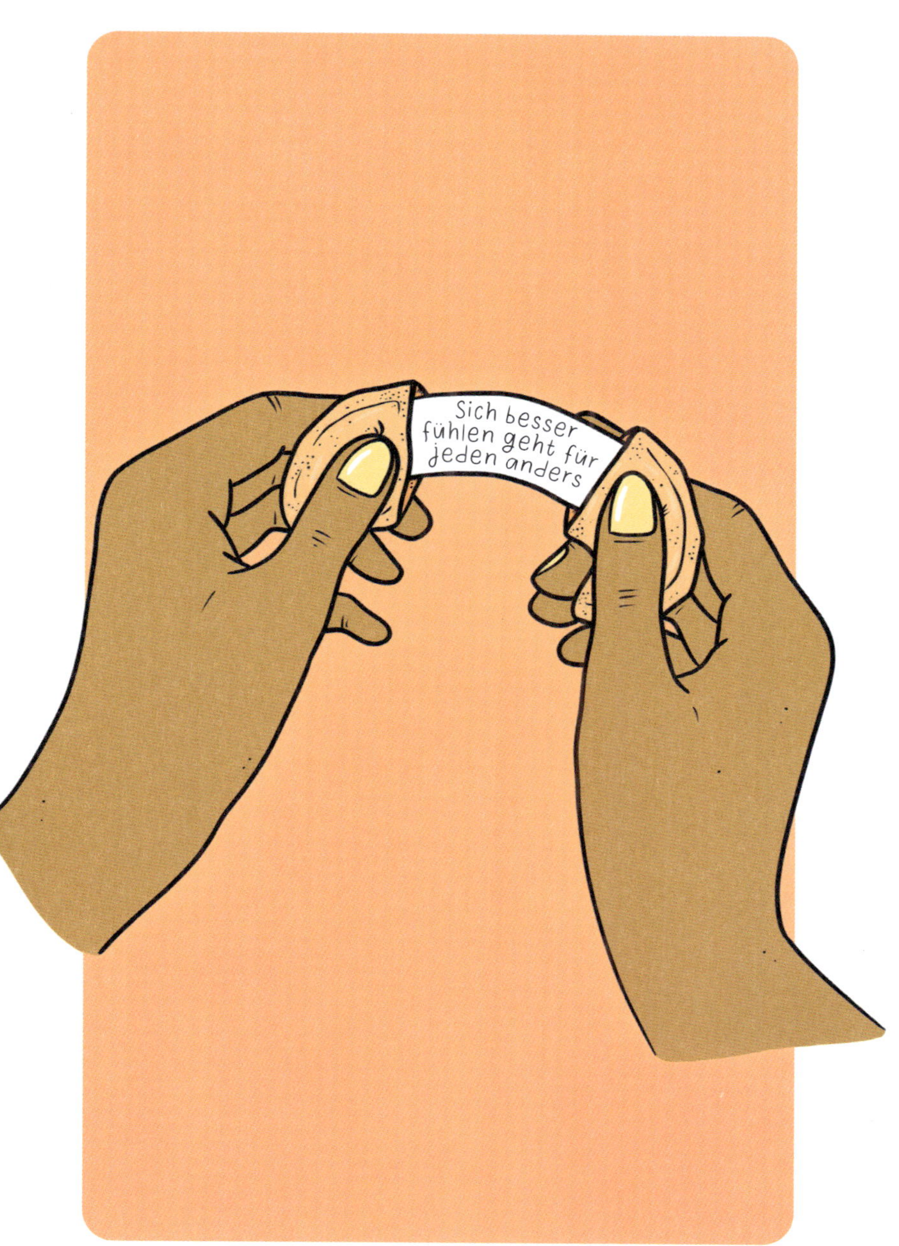
Sich besser
fühlen geht für
jeden anders

nung, solange ich meine Symptome behandelte und mit ihnen zurechtkam. Die Genesung war kein Rennen von einer Start- zu einer Ziellinie, sondern ein Spaziergang, der immer einfacher wurde, je mehr Schritte ich machte.

Professionelle Hilfe und Versorgung waren wichtig, doch ich brauchte auch einfache Dinge, die mich wenig Anstrengung kosteten, damit ich zurechtkam, wenn ich allein war und mich erschöpft fühlte. Den Großteil der Feel-good-Phrasen ließ ich hinter mir, weil mir klar wurde, dass sie nur versuchten, mir da etwas anzudrehen, doch ich muss zugeben, dass ein paar Dinge durchaus funktionierten. Es kann sehr beflügelnd sein, sich zu bewegen und sich in Positivity und Achtsamkeit zu üben, wenn man seine Gesundheit verbessern will. Nicht jede der erlernten therapeutischen Übungen funktionierte für mich, also konzentrierte ich mich stattdessen auf die Dinge, bei denen das der Fall war, räumte zunächst aber allem eine Chance ein. Ich erlaubte mir, Selbsthilfe so auszuüben, wie ich Gefallen daran hatte. Manche Menschen behaupten vielleicht, dass Heilsteine völliger Schwachsinn sind, aber ich habe sie in mein Repertoire aufgenommen, weil ich mich gut mit ihnen fühle, ebenso wie mit den Atemübungen und meinen Medikamenten gegen Angstzustände. Je mehr Wege wir entdecken, wie wir uns besser fühlen können, umso größer sind unsere Chancen, sie in unserem Alltag umzusetzen und das Leben so viel schöner zu machen.

Heilung ist möglich

Jahrelang begleitete mich dieses eine Gefühl. Es fing als kleiner Same des Selbstzweifels an, als ich in die Schule kam, und wurde immer größer, während ich meine Teenagerzeit durchlebte. Ein Wundsein, ein hartnäckiger Schmerz, der von meinen Eingeweiden zu meinem Herz und bis in meine Fingerspitzen ausstrahlte wie ein entzündeter, eingewachsener Nagel oder als wäre mir etwas in der Kehle stecken geblieben, zu tief, um es zu erreichen und herauszuziehen. Ich versuchte, es zu ignorieren, und als das nicht funktionierte, versuchte ich es mit Trinken, Rauchen, Schwitzen oder Essen wegzubekommen. Das funktionierte immer vorübergehend, doch nachdem ich einen Abend lang einen draufgemacht hatte, kam ich zurück ins Bett und wurde erneut von dem bekannten Schmerz begrüßt.

Ein Teil von mir wusste, dass mir das Sorgen bereiten und ich mich darum kümmern sollte, doch der andere Teil war einfach müde und dieser Teil machte alles, um zu verhindern, dass ich meine psychische Pandorabüchse öffnete.

Auf der Highschool traf ich auf meine Mentorin, meine Kunstlehrerin Nadia. Unser Aufeinandertreffen war nichts anderes als eine himmlische Fügung. Sie hatte ihren eigenen Weg der Heilung hinter sich, was ihr die herausragende Fähigkeit verlieh, das Kunstatelier der Schule in einen sicheren Ort für ihre Schülerinnen und Schüler zu verwandeln. Nadia lud uns zu einem offenen Gespräch über psychische Gesundheit ein. Ihr Büro stand uns immer offen, damit wir uns bei ihr ausheulen konnten, wenn uns das Leben wieder einmal zu sehr erschöpft hatte. Sie fragte uns, wie wir uns wirklich fühlten, und ließ nicht zu, dass die Noten Priorität über unsere mentale Gesundheit hatten, außerdem war sie ein warmherziger, fürsorgender Mensch. Einmal lud sie mich

HEILUNG KANN SO AUSSEHEN

erlernen, etwas weniger nachzudenken und dafür mehr zu träumen

in der Lage sein, auch mal etwas außerhalb der eigenen Komfortzone zu machen

Unterstützung willkommen heißen und ohne Selbstverurteilung um Hilfe bitten

keine Probleme damit haben, seine Bedürfnisse, Gefühle und Meinungen mitzuteilen

in der Lage sein, seine Grenzen aufzuzeigen, durchzusetzen und zu kommunizieren

sich bewusst sein, dass man sich selbst und seine Reaktionen besser unter Kontrolle hat

sich in sich selbst und in den Beziehungen zu anderen sicher fühlen

mit seinen Gefühlen zurechtkommen und sich von ihnen auf dem Weg der Selbstvervollkommnung leiten lassen

besser mit Enttäuschung und Rückschlägen zurechtkommen

schwierigen Gefühlen Raum geben

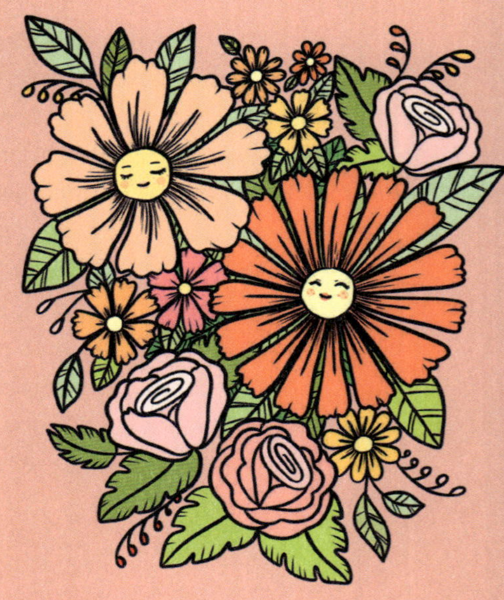

mehr positive und beruhigende Gedanken haben

sich nicht immer gleich Selbstvorwürfe machen, wenn mal etwas schiefläuft

weniger auf die Dinge konzentriert sein, die man nicht ändern kann, und sich mehr auf die Sachen konzentrieren, die man ändern kann

dazu ein, an einer Stunde traumasensiblen Yogas teilzunehmen, ein anderes Mal brachte sie eine Frau mit, die eine geführte Meditation mit uns durchführte, weil sie wusste, dass die Schule ganz schön viel sein konnte. Manchmal ließ sie uns an ihrer Genesungsgeschichte teilhaben, die mich zu meiner eigenen inspirierte. Nadia half mir zu erkennen, dass Heilung nur dann möglich war, wenn man sich verletzlich machte. Als ich die Highschool verließ, war ich bereit, den Schmerz in mir zu entwirren und ihm nachzuspüren. Sowie ich zuließ, diesen namenlosen Schmerz auseinanderzunehmen – was dann möglich war, wenn ich mich bewusst dazu entschloss, mich hinsetzte, meine Gefühle zuließ und wahrnahm, statt immer nach Ablenkung zu suchen –, wurde mir klar, dass es sich um eine Anhäufung unbewältigter Gefühle aus all den Zeiten handelte, als ich noch nicht wusste, wie ich meine Gefühle verarbeiten sollte. Je tiefer ich grub, umso mehr Erinnerungen tauchten auf, was sehr schmerzhaft war. Mein Unterbewusstsein hatte zu meinem Schutz einen dicken Schutzwall um meine Traumata errichtet, und jetzt musste ich mich ihnen ganz bewusst zuwenden und alles auseinandernehmen.

Ich stellte mir mein jüngeres Ich in den Momenten vor, in denen es ihm nicht gut gegangen war. Ich sagte diesem Ich all die Dinge, die es damals, als es sie so dringend benötigt hätte, nicht zu hören bekam. Ich weinte um mein jüngeres Ich, bis mein Gesicht verquollen und meine Augen rot waren. Dann schloss ich die Augen und stellte mir vor, wie ich es in meinen Armen wiegte und all sein Schmerz auch noch aus der mikroskopisch kleinsten Pore herausfloss. Ich schrieb vernichtende Briefe an die Mobber auf dem Schulhof, hielt detailliert fest, was sie getan und wie ich reagiert hatte, und schrieb Lobgesänge auf verlorene Freundschaften. Ich erstellte Listen mit allem Schlimmen, das mir jemals widerfahren war, immer und immer wieder, bis ich auch das allerkleinste Detail verarbeitet hatte. Wenn sich die Zettel auf meinem Schreibtisch aufhäuften und mein Geist ruhig wurde, zerriss ich sie in kleine Schnipsel und warf sie in den Mülleimer. Emotionaler Schmerz manifestierte sich auf physischer Ebene als Kopfschmerzen, Steifheit oder Spannung in meinem Körper, also dehnte und bewegte ich mich. Wurde ich mit diesen Schmerzen konfrontiert, dann schüttelte ich mich heftig wie ein wildes Tier, als wäre ich von Ameisen befallen, bis ich erschöpft war und nach Luft schnappte. Wann immer ich mich gestresst fühlte, war meine Strategie, mich auszuschütteln. Ich versprach mir, meine Gefühle zuzulassen, zu weinen, wenn ich traurig war, meine Wut auszudrücken, wenn sie aufkam, und immer daran zu denken, dass ich bereit war, mich schwierigen Gefühlen zu stellen – weil sie mir etwas aufzeigten, das ich genauer betrachten musste. Ich wollte niemals mehr zulassen, dass sich etwas aufbaute, bis es überfloss und explodierte.

Solltest du mit emotionalem Schmerz konfrontiert sein, schädliche Gewohnheiten wiederholen oder ständig dieselben negativen Gedanken wälzen – was sagt dir das dann? Was unternimmst du, damit es dir besser geht? Was fehlt noch in dieser Geschichte, damit du dieses Kapitel beenden kannst? Heilung ist ein Prozess, der unser gesamtes Leben über andauern kann, und während schwieriger Zeiten sind wir es uns schuldig, dem Heilen den Vorrang zu geben. Hab Geduld, Heilung geht Schritt für Schritt vonstatten, ein Tag nach dem anderen.

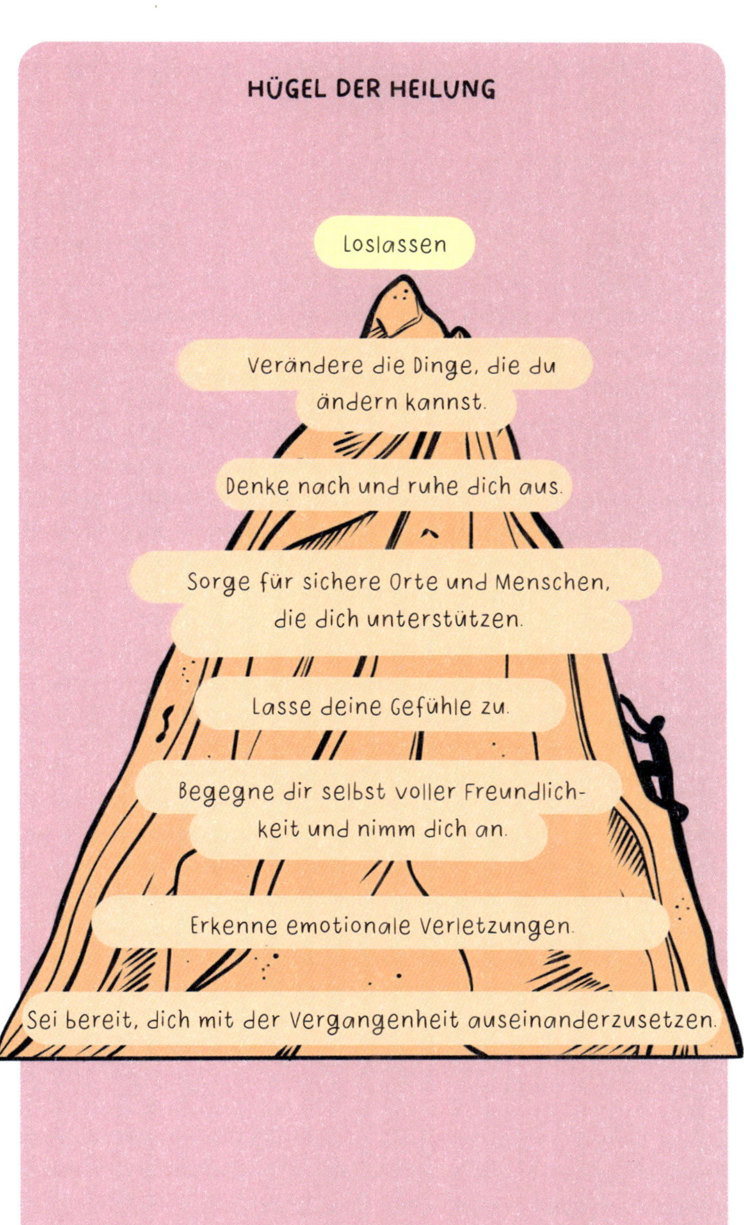
HÜGEL DER HEILUNG
Loslassen
Verändere die Dinge, die du ändern kannst.
Denke nach und ruhe dich aus.
Sorge für sichere Orte und Menschen, die dich unterstützen.
Lasse deine Gefühle zu.
Begegne dir selbst voller Freundlichkeit und nimm dich an.
Erkenne emotionale Verletzungen.
Sei bereit, dich mit der Vergangenheit auseinanderzusetzen.

Optimismus ist eine Rettung

Fühlst du dich deinen Gedanken manchmal hilflos ausgeliefert? Fragst du dich, ob die Köpfe anderer Menschen auch so voll harscher Selbstkritik sind?

In den mittleren Teenagerjahren, am Anfang meiner Reise zu psychischer Gesundheit, riefen mir die anderen zu meinem großen Verdruss unablässig die »Macht der Positivität« in Erinnerung. Ich hasste es, gesagt zu bekommen, ich solle doch optimistischer sein, als wäre das so einfach für mich, während ich dabei zusehen musste, wie mein ganzes Leben in die Brüche ging. Was daran war bitte schön positiv, wenn ich morgens aufwachte und das Gefühl hatte, dass gerade ein neuer Albtraum anfing? Ich konnte mir nicht vorstellen, dass das helfen sollte, denn ich würde es tatsächlich ja nur vortäuschen.

Diese Haltung behielt ich bei, bis ich mehr über Neurowissenschaften und Neuroplastizität lernte (die Fähigkeit des Gehirns, seine Funktion und Struktur zu verändern und anzupassen) und entdeckte, dass unsere Gedanken zu unserer Realität werden. Sich wiederholende negative Gedankenmuster werden zu unseren Überzeugungen, während sie neue Pfade im Gehirn erschaffen, die sehr häufig benutzt werden, und diese Überzeugungen beeinflussen unsere Wahrnehmung der Welt wie auch unser Verhalten. Bis zu einem gewissen Grad bestimmt die Qualität unserer Gedanken die Qualität unseres Lebens. Ich steckte in einem Teufelskreis des negativen Denkens fest und wollte mich mit dieser neuen Erkenntnis ganz verzweifelt daraus lösen.

Es stellte sich heraus, dass die Positivität, die ich so sehr hasste, die »toxische Positivität« war, die Art falscher Beruhigung, die man von manchen Menschen bekommt, wenn sie unsere negativen Gefühle von der Hand weisen, weil ihnen das Rüstzeug fehlt, um damit zurechtzukommen. Toxische Positivität zwingt uns, die negativen Gefühle zu verdrängen, während wahrhafter Optimismus die negativen Gefühle anerkennt, uns aber dazu ermuntert, sie durchzustehen.

Ich stelle mir den Optimismus gerne als einen Muskel in meinem Körper vor; er muss regelmäßig trainiert werden, wenn er stärker werden soll. Positive Affirmationen klangen für mich unaufrichtig, weil ich mir mein ganzes Leben über nur negative Affirmationen gesagt habe. Meine Gedanken waren in Dauerschleife gepolt auf »ich bin nicht gut genug«, »ich bin nichts wert«, »ich werde versagen«, »mir passieren immer nur schlechte Dinge«. Meine erste positive Affirmation war eine ganz einfache. »Alles wird gut.« Ich wiederholte sie für mich, sobald ich ängstlich, beschämt oder traurig wurde. Ich sagte sie laut vor mich hin, ehe ich ins Bett ging, morgens, wenn ich mich im Spiegel sah, als leises Murmeln im Bus. Über Wochen hinweg begleitete mich dieser Satz als Mantra. Und irgendwann klang er nicht mehr nach einer Lüge – ich hatte angefangen, daran zu glauben. Ich hatte ein kleines bisschen Selbstvertrauen aufgebaut und spürte, wie meine Einstellung sich veränderte. Ich suchte nach positiven Wahrheiten, um die negativen Überzeugungen zu hinterfragen. Dadurch verschwanden die negativen Gedanken zwar nicht, aber es wurde einfacher, mich von ihnen zu distanzieren. Negative Gedanken seien unbegründete Selbstkritik, sagte ich mir, und die positiven Gedanken mein netteres Ich, das mich anfeuerte.

Es ist schwer, seine Einstellung zu verändern, wenn man zu Beginn das Gefühl hat, dass man sich dazu zwingen muss. Vielleicht kommst du dir dämlich oder unaufrichtig vor, wenn du die positiven Affirmationen und Selbstgespräche zum ersten Mal ausprobierst. Als ich anfing, dachte ich die ganze Zeit: »Was sollen diese Affirmationen, wenn ich mich doch nur selbst anlüge und mir noch dazu bewusst bin, dass ich lüge?« Das ist eine weitverbreitete erste Hürde und auch absolut nachvollziehbar. Vertrauen baut man nicht von heute auf morgen auf, das ist ein langsamer Prozess, so wie fast alles andere auch. Für den Anfang könnte eine gute Affirmation, die auch auf deine Befangenheit eingeht, zum Beispiel wie folgt lauten: »Ein Teil von mir glaubt, ich hätte es nicht verdient, Selbstvertrauen zu haben oder nett zu mir zu sein, doch ich werde mir zeigen, dass ich das sehr wohl verdient habe, indem ich mir in Erinnerung rufe, dass ich etwas wert bin.« Oder: »Ich komme mir dabei irgendwie dumm vor, aber das liegt nur daran, dass ich es jeden Tag üben muss, denn es ist überhaupt nicht dumm, nett zu mir selbst zu sein.«

Wollen wir unangenehme Gefühle verarbeiten, so müssen wir akzeptieren lernen, dass es okay ist, sich befangen zu fühlen, das gehört mit dazu. Wir können sehr wohl etwas machen, bei dem wir uns dumm vorkommen, ohne uns dafür zu kritisieren.

TOXISCHE POSITIVITÄT	EHRLICHER OPTIMISMUS
Wenn du negativ bist, hilft dir das nicht weiter.	Es ist wichtig, dass wir unsere Gefühle zulassen.
Nur gut drauf sein ist erlaubt!	Ich mag dich mit all deinen Hochs und Tiefs.
Du kommst schon darüber hinweg.	Ich glaube, dass du das durchstehst, und ich bin hier, um dir zu helfen.
Anderen Leuten geht es sehr viel schlechter.	Du bist nicht allein.
Lächle, weinen bringt dich auch nicht weiter.	Wir alle müssen ab und an mal weinen. Brauchst du ein Taschentuch oder eine Umarmung?
Bleib einfach positiv.	Jetzt gerade ist alles richtig schwierig, willst du darüber reden oder ist dir gerade eher nach etwas Unbeschwertem?

Entwickle ein Growth Mindset

Der Begriff »*Growth Mindset*« – dynamisches Selbstbild oder Wachstumsdenken – wurde Mitte der 2000er-Jahre von Carol Dweck geprägt. Menschen mit einem *Growth Mindset* glauben, dass wir uns weiterentwickeln und unsere Fähigkeiten verbessern können, indem wir uns Mühe geben und uns selbst fördern.

Verfügt man hingegen über ein *Fixed Mindset* (eine starre Denkweise), so bedeutet das, dass man davon ausgeht, Talente und Fähigkeiten wären etwas Statisches, und dass wir durch die Umstände, die uns herausfordern, eingeschränkt sind.

Menschen mit einem *Fixed Mindset* glauben nicht, dass sie Erfolg haben werden oder sich verbessern, wenn sie Schwieriges

Auch durch Versagen kann ich lernen.

Ich muss nicht der oder die Beste bei etwas sein, damit es von Bedeutung ist.

GROWTH MINDSET

Ich kann schwierige Dinge bewältigen, wenn ich mein Bestes gebe und dranbleibe.

Ich kann lernen, alles zu machen, was ich will.

Der Erfolg anderer ist gut und inspirierend.

Wenn ich etwas beim ersten Mal nicht schaffe, kann ich es noch mal versuchen.

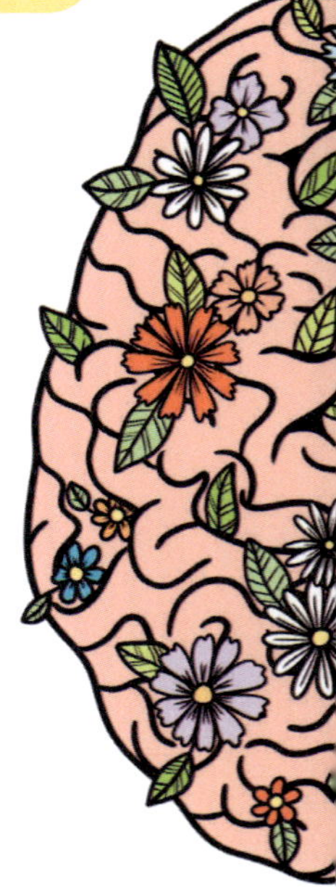

versuchen. Das begründet sich in der erlernten Hilflosigkeit: Je überzeugter wir sind, dass wir unserer gegenwärtigen Situation nicht entkommen werden, umso wahrscheinlicher ist es, dass wir aufgrund des vermeintlichen Kontrollverlusts aufgeben, uns von ihr lösen zu wollen. Dann stecken wir fest, und auch wenn wir in der Lage wären, uns zu befreien, tun wir das nicht, weil wir nicht länger an unsere Fähigkeiten glauben.

Ein *Growth Mindset* kann uns in Erinnerung rufen, dass wir uns nicht durch ein Versagen definieren, sondern von diesem nur darüber informiert werden, wo an unserer einzigartigen Reise wir angelangt sind – und das können wir als Einladung verstehen, um weiterzumachen. Herausforderungen sind willkommen, weil wir sie entweder bewältigen oder aber nicht, und wir können uns für unser Bemühen loben und einen erneuten Versuch starten, ohne uns durch das Versagen negativ definieren zu lassen.

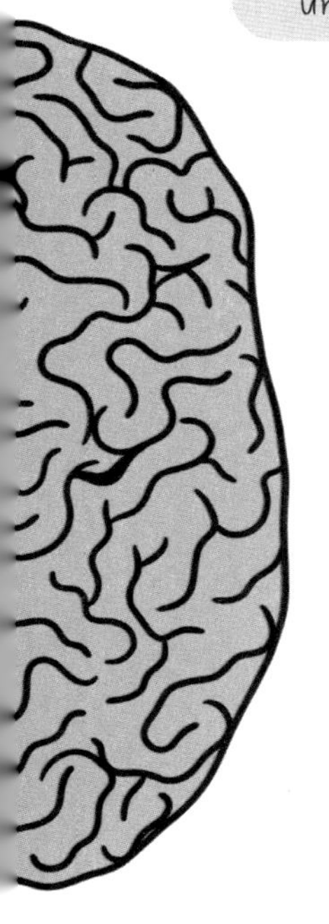

Ich bin nicht gut genug, um das zu machen.

Der Erfolg anderer ist ein Beweis für mein Versagen.

FIXED MINDSET

Meine Fähigkeiten sind unveränderbar.

Wenn ich versage, dann zeigt das, dass ich nicht in der Lage bin, das zu erreichen, was ich erreichen möchte.

Wenn ich es jetzt nicht schaffe, werde ich es nie schaffen.

Wenn ich nicht der oder die Beste bin, ist es nichts wert.

Als Kind verfügte ich über ein ganz natürliches *Growth Mindset*: Ich war neugierig, wollte ausprobieren, hatte dabei aber nicht den Druck, etwas »erreichen« zu müssen. Ich lernte durch spielerische, kreative Unternehmungen und fühlte mich durch die Talente von anderen inspiriert. Je älter ich wurde und je mehr ich in die »echte Welt« eintrat, umso mehr glaubte ich, dass eine Anstrengung nur dann belohnt würde, wenn sie mit Erfolg gekrönt wäre. Es machte keinen Spaß mehr, meine Fähigkeiten zu erforschen oder Neues auszuprobieren – gelang mir etwas nicht sofort, hatte ich versagt, und in meinen Augen war Versagen inakzeptabel und beschämend. All das triggerte negative Gedanken über mich selbst und erschuf diese neuen neuronalen Pfade, bis ich irgendwann der Überzeugung war, dass ich gar nichts konnte. Ein großes Thema der Affirmationen, mit denen ich anfing, drehte sich um die Neudefinition dessen, was Erfolg für mich bedeutete, und um den Versuch, dieses natürliche *Growth Mindset* aus der Kindheit wiederzufinden.

Was nutzt alles Versuchen, wenn du doch wieder nur versagen wirst?

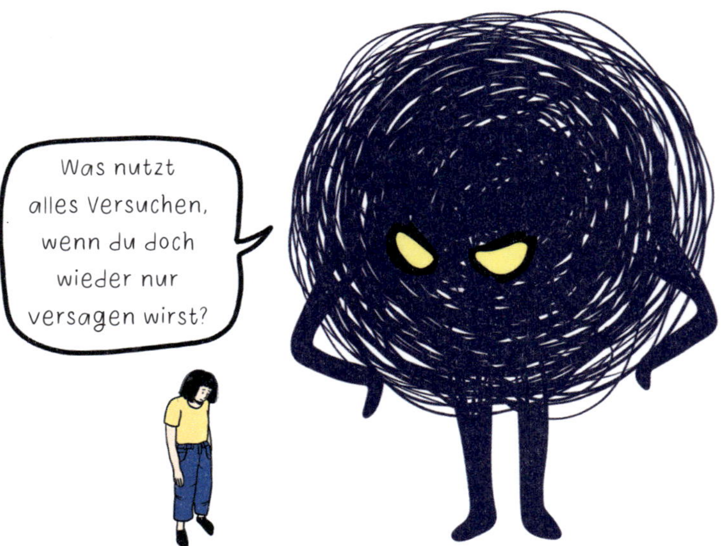

Erwartungen loslassen

Wenn du damit anfängst, negative Gedanken zu hinterfragen, dann erkennst du vielleicht das negative Selbstwertgefühl, von dem sie herrühren.

Während ich also diese negativen Gedanken hinterfragte, entdeckte ich all diese Überzeugungen, von denen ich gar nicht wusste, dass ich sie hatte. Überzeugungen, die tief in mir verankert und meiner mentalen Gesundheit keineswegs zuträglich waren – gesellschaftliche Normen und Erwartungen und auch Erwartungen, die ich an mich selbst hatte. Als junge Frau hatte ich mein ganzes Leben damit zugebracht, konditioniert zu werden, mir beständig meiner Makel bewusst zu sein, selbstaufopfernd, fördernd, gefällig und höflich. Menschen, die in unserer Welt gelobt, geliebt und gefeiert werden, sind diejenigen, die Erfolg haben, jene, die schön, charismatisch und auch ohne sich anzustrengen talentiert sind, deren Leben einfach und voller Möglichkeiten zu sein scheint.

Als Kind verstand ich das Leben als eine Reihe von Meilensteinen auf einer festen Zeitachse. Man bekommt gute Noten, einen ordentlichen Abschluss, einen ansehnlichen Job, man heiratet, zahlt ein Darlehen zurück, bekommt Kinder, legt sich vielleicht einen Golden Retriever zu, und dann hat man alles.

Mir wurde beigebracht, der Schlüssel zum Glück liege darin, ein braves Kind, eine gute Schülerin, eine gute Angestellte und ein produktives Mitglied der Gesellschaft zu sein.

Nach der Schule bewarb ich mich für Stellen, um mit Schülern mit Förderbedarf zu arbeiten, weil ich mit meinen Lernschwächen in der Schule nicht die nötige Hilfe erhalten hatte und Kindern helfen wollte, die sich mit ähnlichen Schwierigkeiten konfrontiert sahen. Doch der intensive Arbeitsaufwand dieser Aufgaben ließ sich nicht sonderlich gut mit meiner psychischen Gesundheit vereinbaren, egal wie sehr mir meine Schüler am Herzen lagen. Wie also sollte ich gut sein, wenn ich von der Highschool geflogen war, ständig alle Jobs verlor und es während meiner depressiven Phasen nicht schaffte, duschen zu gehen?

Den gesellschaftlichen Erwartungen gerecht werden zu wollen, fühlte sich an, als würde ich einem Ziel nachjagen, das immer außer Reichweite blieb.

Nachdem ich meinen letzten Job verloren hatte, fragte ich mich schließlich: Für wen mache ich das alles? Dieses Hinterherjagen machte mich nämlich ganz bestimmt nicht glücklich. Erwartungen sind in einer so weitläufigen Welt wie unserer sehr willkürlich. Die Erwartungen, die andere an dich haben, sind deren Problem, nicht deines. Das Loslassen der Überzeugungen, was eine Person gut oder wertvoll machte, war für mich das ultimative Umlernen.

Sosehr ich die soziale Arbeit auch liebe und mich dazu hingezogen fühle, anderen helfen zu wollen, diese Umgebungen funktionieren für mich nicht, denn ich muss mir erst selbst helfen, bevor ich anderen helfen kann. Meine Liebe für Kunst begleitet mich schon ein Leben lang, und ich habe immer schon davon geträumt, einmal eine professionelle Künstlerin zu sein, also beschloss ich, mich ganz auf Auftragsarbeiten und gelegentliche Illustrationen zu konzentrieren – und nach einer Weile wurden diese geringen Einnahmen zu einem Gehalt, von dem ich leben konnte. Es war nicht so hoch wie bei meinem vorherigen Job, reichte aber aus, um über die Runden zu kommen. Meine eigene Chefin zu sein und mit der Ungewissheit eines Freelance-Daseins zurechtzukommen, ist manchmal eine ganz schöne Herausforderung, doch für meine Gesundheit war es wichtig, mich auf meinen eigenen Weg zu begeben.

Es war unangenehm festzustellen, dass ich Zustimmung und Bestätigung von anderen mehr schätzte als mein eigenes Ich,

DINGE, VON DENEN ICH MICH LÖSEN MUSS

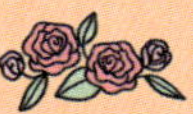

davon, mich selbst kleiner zu machen, um mich gesellschaftlichen Situationen anzupassen

davon, so zu tun, als ginge es mir gut, statt um Unterstützung zu bitten

von gewissen gesellschaftlichen Standards für Schönheitsideale und dem Schlankheitswahn

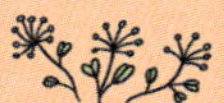

davon, meine eigenen Grenzen zu ignorieren, um anderen zu gefallen

von der Überzeugung, mein Selbstwert würde von meiner Produktivität abhängen

davon, schwierige Gefühle zu ignorieren, statt mich mit ihnen zu befassen

davon, meine Stimme und Überzeugungen hinten anzustellen, um einen Konflikt zu vermeiden

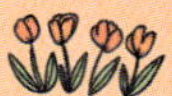

davon, meine Errungenschaften nicht zu feiern, weil sie »klein« sind

davon, Bestätigung im Außen zu suchen, statt Selbstbewusstsein zu entwickeln

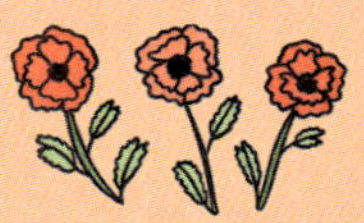

aber nichts war so nützlich wie das Hinterfragen dieser Überzeugung. Es war egal, ob gewisse Menschen meine Entscheidungen für gut befanden, weil ich sie nicht für sie, sondern für mich traf.

Das Hinterfragen dessen, was wir bereits zu wissen glauben, ist ungeheuer wichtig, insbesondere bei Überzeugungen, die sich darum drehen, was uns gut oder »gut genug« macht. Viele von uns tragen Überzeugungen und Vorstellungen mit sich herum, die uns nicht nützlich sind und uns die Freude rauben. Also lade ich dich dazu ein, die Gelegenheit zu nutzen und deine Überzeugungen und Gedanken über dich selbst zu hinterfragen: Sind sie eher nett oder gehässig?

ÜBERZEUGUNGEN KORRIGIEREN

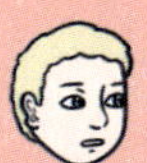

Du musst dich anpassen, um akzeptiert zu werden.

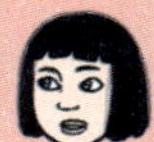

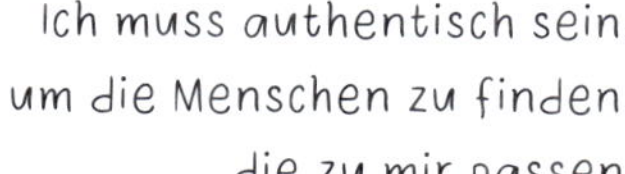

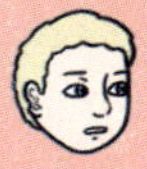

Du musst immer höflich sein.

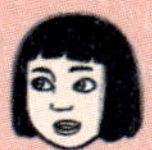

Es gibt Momente, in denen ich selbstbewusst auftreten muss, und ich schulde nicht allen Menschen Höflichkeit.

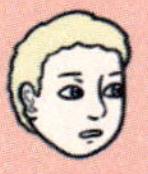

Du musst wissen, was du mit deinem Leben anfangen willst.

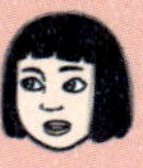

Ich darf viele verschiedene Pfade ausprobieren, mich umentscheiden und ohne bestimmtes Ziel durchs Leben gehen.

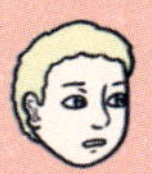

Du musst immer nach Perfektion streben, Versagen ist beschämend.

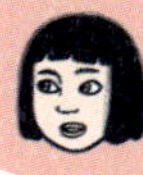

Es gehört zum Leben dazu, Fehler zu machen, und wenn ich mein Bestes gebe, dann ist das mehr als genug.

Dein Aussehen und warum es völlig egal ist

Probleme mit dem Aussehen können der Katalysator für eine ganze Menge psychischer Probleme sein. Unzufriedenheit über unser Erscheinungsbild kann unser Selbstwertgefühl sehr stark beeinflussen; es ist ein Risikofaktor für psychische Fehlbelastung und schädliches Verhalten.

Meine Probleme mit meiner Körperwahrnehmung wurden als Teenager wie Samen in mich eingepflanzt – von Erwachsenen, die in meiner Gegenwart über ihre Diäten sprachen und darüber, wie unzufrieden sie mit sich selbst waren, von Schulkameradinnen, die sich in der Umkleide in der Schule miteinander verglichen und Kommentare abgaben. Nach und nach bemerkte ich, wie viel Bedeutung unserem Aussehen beigemessen wird. Unsere Körperwahrnehmung entwickelt sich nicht im stillen Kämmerlein und wir kommen auch nicht mit dieser Körperscham auf die Welt. Das ist etwas, das uns von den Medien und den Meinungen, mit denen wir täglich konfrontiert werden, beigebracht wird, und dieser Druck, einem bestimmten Ideal entsprechen zu müssen, scheint manchmal unausweichlich zu sein.

Als Kind nahm ich an, dass ich mein komisches Aussehen ablegen und zu einer schönen Frau erblühen würde, wie jene, die ich in den Filmen sah, aber meine Körbchengröße wurde nie mehr als ein A-Cup, und mein Körper nahm auch keine Sanduhrfigur an. Stattdessen wurde ich größer als die meisten anderen Mädchen meiner Klasse, bekam breite Schultern und eine Birnenfigur.

Ich fing an, mich ganz auseinanderzunehmen, und mein Suchverlauf wurde zu einer langen Liste von verzweifelten Nachforschungen zu »Wie bekomme ich dichteres Haar?«, »Wie werde ich meine Hüftpolster los?«, »Wie sehen normale Schamlippen aus?« und »Warum zeigen meine Brustwarzen zur Seite?«. Meine größte Unsicherheit bereitete mir meine Nase. Alle in meiner Familie haben eine Nase mit einem Höcker und meiner ist der höchste von allen. Ich war der Meinung, meine Nase würde mein Aussehen ruinieren – sie sitzt da, mitten in meinem Gesicht, und kann nicht versteckt werden. Ich beschloss, dass eine Schönheits-OP die einzige Lösung für das war, was ich als Verunstaltung meines Gesichts erachtete, und ich stellte mir vor, wie ich mich operieren lassen würde und dann allen meine neue »normale« Nase zeigen könnte.

In etwa zur selben Zeit ging das Thema der *Body Positivity* in den sozialen Medien viral. Als gesellschaftliche Bewegung hat die *Body Positivity* zum Ziel, das Annehmen jeglicher Körperform zu pushen und die Schönheitsideale als unerbetenes soziales Konstrukt zu hinterfragen.

Das inspirierte mich und ich beschloss, dass ich ein Teil davon sein wollte – ich sehnte mich ganz schrecklich danach, Frieden mit mir selbst zu schließen. Doch egal wie selbstbewusst ich mir sagte, dass meine Nase, so wie sie war, schön war, es kam mir jedes Mal wie eine lächerliche Lüge vor. Wie sollte sie schön sein, wenn ich mir meine Nase einzig als Werbung auf dem Vorher-Bild einer Schönheits-OP vorstellen konnte? Ich hielt es für unrealistisch, meinen Körper zu lieben, wo ich mich doch ständig mit dem verglich, was ich im Fernsehen oder in Zeitschriften sah.

Nachdem ich jede Hoffnung aufgegeben hatte, endlich zu mir selbst zu stehen, stolperte ich über den Begriff »*Body Neutrality*«, und das änderte mein Leben. Bei *Body Neutrality* geht es nicht darum, uns ungeachtet von allem so zu

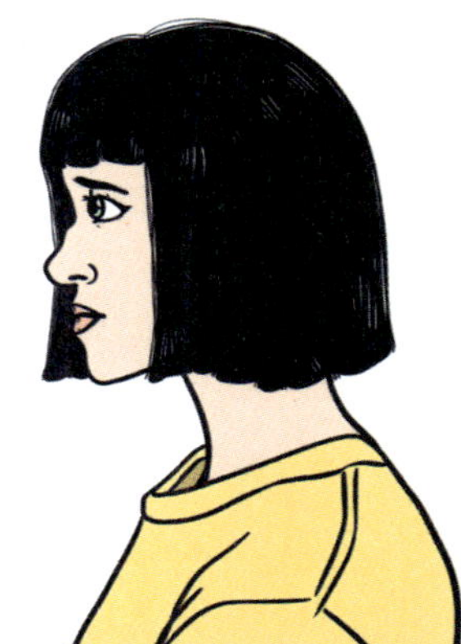

lieben, wie wir sind, sondern den Fokus ganz von unserem Aussehen wegzunehmen. Wir sollen uns daran erinnern, dass wir facettenreiche Wesen sind, deren physisches Erscheinungsbild am unwichtigsten ist. Das sprach mich an, und wenn ich darüber nachdachte, was ich an anderen mochte, so waren es ihr Humor, ihre Interessen, unsere Unterhaltungen, ihre Freundlichkeit – nicht ihr Aussehen.

Ich fing an zu ergründen, weshalb es für mich so wichtig war, diesem Ideal zu entsprechen, inwiefern die Schönheit in unserer Gesellschaft eine gewisse Währung darstellt und wie klassistisch unsere Schönheitsstandards doch waren.

Je eingehender ich über das nachdachte, was ich unter physischer Anziehung verstand, insbesondere den Schönheitsstandards, mit denen sich Menschen konfrontiert sehen, die weiblich gelesen werden bzw. sich als weiblich identifizieren, umso entmenschlichender kam es mir vor. Dann darf ich mich also in einem Körper, der behaart ist, Pickel und Narben hat und eines Tages faltig und schlaff wird, nicht wohlfühlen? Warum muss ich abnehmen, Haare herauszupfen und die natürliche Beschaffenheit meiner Haut abdecken? Ich hörte auf, mir die Achselhaare zu rasieren, ungeachtet der Blicke, die mir das einbrachte. Ich deckte meine Pickel nicht mehr ab, ließ meine Nase piercen und trage jetzt zwei Goldkreolen darin, obwohl die Aufmerksamkeit so genau darauf gelenkt wird. Ich fing an, nur noch die Sachen zu machen, die meinem Körper zusagten und mich glücklich machten: Lauter Entscheidungen, die nicht von irgendeinem Ideal, sondern von meinem Wohlbefinden beeinflusst wurden. Ich legte kein Make-up mehr auf, wenn ich mal eben schnell einkaufen ging, und gewöhnte mich an mein Gesicht, wie es nun einmal war, ungeschminkt und unperfekt. Ich bewegte mich, weil es sich gut anfühlte, nicht um durchtrainierter oder fitter auszusehen.

Ich lebe nicht, um mich für andere schön zu machen, sondern verbringe meine Zeit besser damit, neue Sachen zu erlernen, an meiner Entwicklung und meinen gesunden Gewohnheiten zu arbeiten, ohne jeden wachen Moment so unglaublich darauf fokussiert zu sein, wie ich in den Augen der anderen wohl erscheine. Ich bin keinem eine perfekt gerade Nase schuldig und muss mich auch nicht an irgendwelchen Schönheitsstandards messen lassen, weil sie nicht wichtig sind. Ich möchte nicht auf mein Leben zurückblicken, wenn ich einmal alt bin, und bedauern, wie viel Zeit ich mit meinem Erscheinungsbild vergeudet habe.

Als ich ganz bewusst anfing, die Gedanken über mein Aussehen zu verdrängen, schwand mein Bedürfnis, schön sein zu müssen, immer mehr und es fiel mir immer leichter, mich so anzunehmen, wie ich war.

Mit *Body Positivity* anzufangen, war einfach zu viel für mich gewesen, *Body Neutrality* hingegen war ein sehr viel einfacherer erster Schritt für mich, um nicht länger so verzweifelt an den Schönheitsidealen festzuhalten. Du kannst nicht verlieren, wenn du beschließt, dass du bei diesem Spiel der Eitelkeiten nicht mehr mitspielst, und ich hatte damit abgeschlossen.

Solltest du Probleme mit deinem Erscheinungsbild haben, dann mache dir klar, dass du deine Selbstwahrnehmung ändern kannst. Denke an jemanden in deinem Leben, den du liebst. Müsstest du aufzählen, warum du diese Person liebst, würde ihr Aussehen dann auch auf dieser Liste auftauchen? Ist es wichtiger als das Gefühl, das sie bei dir hervorruft, oder als die Werte, die diese Person verkörpert? Wichtiger als eure Unterhaltungen, ihr Humor, ihr Mitgefühl oder ihre Freundlichkeit? Vermutlich nicht, oder?

Findest du kleine Makel und Unvollkommenheiten bei anderen liebens-

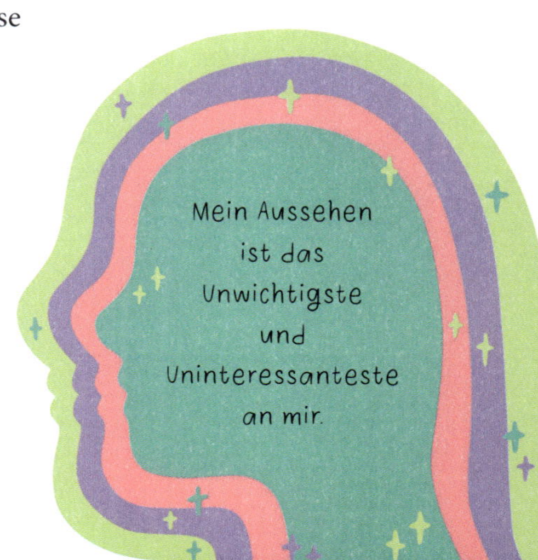

wert, nicht aber bei dir selbst? Würdest du dich selbst als hässlich bezeichnen, wenn dein jüngeres Ich dir zuhört? Würdest du das, was du über dich selbst denkst, je zu einem anderen sagen oder stören dich diese Unvollkommenheiten nur, wenn sie dich betreffen?

Was würde passieren, wenn du anfangen würdest, dir Komplimente zu machen oder dich zu trösten, wie du das bei anderen machst?

Es fühlt sich vielleicht unmöglich an, große Probleme mit dem Erscheinungsbild zu überwinden, aber wir sind wirklich selbst die Architekten unserer Gedanken. Lenken wir unseren Fokus auf andere Dinge, wenn uns negative Gedanken über unser Aussehen kommen, so ist das ein erster Schritt, damit wir uns in unserem Körper wohler fühlen. Das hilft unserem Gehirn zu erkennen, dass der ästhetische Zustand unserer Körper nichts ist, was Priorität hat oder wichtiger als alles andere ist. Solltest du feststellen, dass dir Erlebnisse entgehen, weil du so sehr auf deine »Makel« fixiert bist, dass dein Leben dadurch bestimmt wird, dann ist es vielleicht an der Zeit, jemanden, dem du vertraust, um Hilfe zu bitten. Kümmerst du dich auf gesunde Weise um deinen Körper, zum Beispiel durch gesunde Ernährung und angenehmen, sanften Sport, Achtsamkeitsübungen oder suchst online oder bei dir in der Nähe nach einer Selbsthilfegruppe, kann dich das dabei unterstützen, eine neue Beziehung zu deinem Körper aufzubauen. Solltest du jedoch feststellen, dass du dich nicht länger gesund ernährst oder sinnvoll Sport machst, ohne gleich in irgendwelche Extreme zu verfallen, dann solltest du mit einem Menschen deines Vertrauens – einem Arzt, einer Lehrerin, einem Elternteil oder jemandem aus dem Freundeskreis – sprechen.

Freunde dich wieder mit dir selbst an

Du bist Teil deines eigenen Unterstützungssystems. Da du als Einzige oder als Einziger Zugang zu deinen Gedanken hast, ist deine Aufgabe innerhalb des Unterstützungssystems von wesentlicher Bedeutung. Nur du weißt, worum sich deine Gedanken drehen und wie du dich gerade fühlst. Bist du dir selbst ein Freund oder eine Freundin?

Als kleines Kind war ich mir selbst die beste Freundin. Ich spielte auch gern mit den anderen Schulkindern, aber wenn mich ein Spiel nicht interessierte, dann bedankte ich mich herzlich und ging meiner Wege, war absolut zufrieden mit mir selbst als Gesellschaft. All das änderte sich, als ich älter wurde, die gesellschaftlichen Hierarchien kennenlernte und meine psychischen Probleme anfingen, sich zu manifestieren. Die Teenagerjahre sind ziemlich brutal; mich konnte man ganz einfach ärgern, was mich zu einem leichten Ziel machte. Ich kam mit einem guten Selbstwertgefühl in die Schule und verließ sie ohne. Wie sollte ich mich lieben, wenn die anderen mich nicht mochten? Ich fing an, mich selbst als die Feindin, die Saboteurin meines Lebens zu sehen, dachte ständig über Möglichkeiten nach, wie ich mich ändern konnte, damit mich alle akzeptierten. Es fühlte sich nicht mehr gut an, allein in einer Ecke zu sitzen, es war erdrückend. Die Zeit mit mir allein war zu einem fixen Termin der Selbstkritik geworden, dann saß ich da und nahm mein Gesicht, meinen Körper und meine Persönlichkeit auseinander, suchte nach Makeln und Dingen, die korrigiert werden mussten.

Die Freunde und Freundinnen, die ich gewann, liebte ich bedingungslos. Ich liebte sie auch dann, wenn sie mich versetzten oder wir stritten. Es fiel mir leicht, anderen eine Freundin zu sein, als wäre es meine Aufgabe auf Erden, andere zu lieben; doch es war mir unmöglich, etwas von dieser Liebe für mich selbst aufzubewahren. Mir war nicht klar, weshalb ich das tun sollte.

Ich erinnere mich noch lebhaft an den Moment, als ich mich selbst wieder als Freundin behandelte. Die *Creative Writing*-Gruppe meiner Highschool hatte nach dem Unterricht eine Lesung organisiert, und alle Schülerinnen und Schüler, die das wollten, durften auf die Bühne. Meine erste Reaktion war Entsetzen, zusammen mit einem ganzen Schwall an Gedanken im Stil von »Das könnte ich nie machen, ich habe schreckliches Lampenfieber, ich würde mich nur blamieren, ich bin nicht gut genug«. Meine Freundin drehte sich zu mir um und sagte, sie sei sich unsicher, ob sie bei dieser Lesung auch mitmachen solle. Ohne groß darüber nachzudenken, antwortete ich: »Doch, das solltest du, deine Gedichte sind so toll! Ich weiß genau, welches du vorlesen solltest.«

Und da machte es dann klick – wieso fiel es mir so leicht, sie aufzumuntern, nicht aber mich selbst? Ich beschloss, dass auch ich an dieser Lesung teilnehmen wollte, wenn ich den Mut zusammenbekäme. Am Abend der Lesung stand ich auf der Toilette in einem Café, zitternd und voller Angst, und überlegte, ob ich nicht doch einen Rückzieher machen und nach Hause gehen sollte. Stattdessen machte ich etwas, was ich noch nie zuvor gemacht hatte. Ich sah mich im Spiegel an und sagte: »Du schaffst das. Das wird schon.« Als ich dann auf die Bühne musste, starrte ich in die

Korrigiere negative Selbstgespräche und versuche, nur solche Sachen zu dir zu sagen, die du auch zu einem Freund oder einer Freundin sagen würdest.

Feiere deine Errungenschaften und dein Wachstum, egal wie klein es dir im ersten Moment vorkommt.

Achte darauf, dass deine Gesundheit für dich Priorität hat.

Lobe dich und mache dir Komplimente, aber tröste dich auch und begegne dir mit Mitgefühl.

verschwommenen Gesichter meiner Mitschülerinnen und Mitschüler und deren Familien und mein Herz pochte laut in meinen Ohren. Dann fing ich an zu lesen und meine Stimme war das Einzige, was den Raum erfüllte. Und dann … hatte ich es geschafft. Der Applaus brandete auf, und ich war einfach unglaublich stolz auf mich. Ich hatte ein Gefühl des Empowerments und dann die Erkenntnis: Stell dir nur vor, was du sonst noch alles machen könntest, wenn du dich dazu ermutigst! Wenn ich mich für mich einsetzte, mich unterstützte und tröstete? An jenem Abend versprach ich mir, dass ich mich selbst wieder wie eine Freundin behandeln wollte. Dass ich etwas von dieser Liebe, die ich so freizügig an andere verschenkte, nur für mich aufbewahren wollte.

WIE DU DIR SELBST EIN FREUND/ EINE FREUNDIN SEIN KANNST

Sprich dir selbst während schwieriger Zeiten Mut zu.

Gehe in dich und überprüfe: Was brauchst, willst, fürchtest du?

Sei nett zu dir und erlaube dir, aus Fehlern zu lernen.

Verbringe etwas Zeit allein und mache etwas, das du genießt.

Schütze deine Energie und deine persönlichen Grenzen.

Konzentriere dich auf Dinge, die du an dir selbst magst oder schätzt.

Erwarte nichts von dir, was du nicht auch von anderen erwarten würdest.

Tritt für deine Bedürfnisse ein.

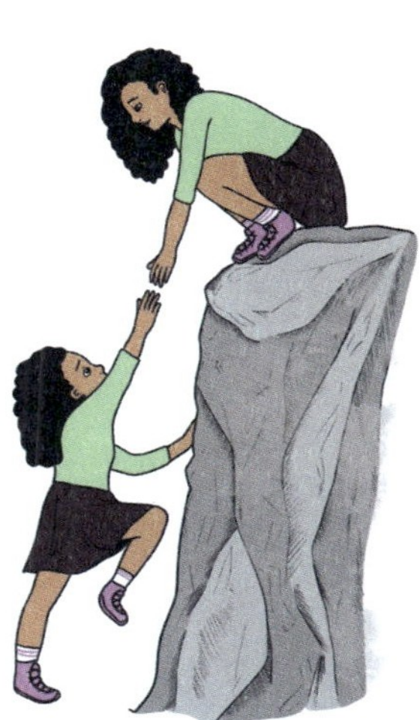

Du bist es wert, an dir zu arbeiten

Es kann ganz schön niederschmetternd sein, wenn wir uns auf den Pfad der Heilung begeben, weil wir uns dann öffnen, um innere Gefühle und äußere Stressfaktoren zu analysieren und zu verarbeiten, wodurch unter Umständen immer mehr Schmerzen freigesetzt werden. Manchmal fängt unsere Genesung damit an, dass wir zunächst zulassen, traurig, verletzt und wütend über Dinge zu sein, die wir unterdrückt oder von denen wir uns abgelenkt haben. Man hat das Gefühl, an der Startlinie eines Marathons zu stehen, sieht die lange Wegstrecke vor sich und denkt: »Ich weiß nicht, ob ich das schaffen werde, ich weiß nicht, ob ich dafür stark genug bin, jetzt gerade fühle ich mich gar nicht gut.« Doch im Marathon der Genesung ist es ganz okay, wenn man nicht rennt, es ist okay, wenn man kleine Schritte macht, sich mal hinsetzt und eine Pause einlegt oder Hand in Hand mit einem Freund oder einer Freundin weiterläuft. Es ist okay, wenn man die Ziellinie nicht gleich beim ersten Mal erreicht und auch nicht beim zweiten oder dritten Versuch. Doch mit jedem Versuch wirst du feststellen, dass du es immer ein Stückchen weiter schaffst, während dein Geist die Muskeln und die Ausdauer entwickelt, die du brauchst, um dein Ziel zu erreichen.

Kleine Errungenschaften addieren sich auf und führen zu einer spürbaren Veränderung. Jede selbstzerstörerische Gewohnheit, die wir aufzubrechen lernen, ist ein Schritt hin zu mehr Frieden in unserer Realität. Jedes Mal, wenn du einen negativen Gedanken hinterfragst, erinnerst du deinen inneren Kritiker daran, dass es ihm nicht länger gestattet ist, dein Glück aufzubrauchen. Jedes Mal, wenn du ganz bewusst den Schritt machst und dir selbst gegenüber als Freund oder Freundin agierst, bringst du dir bei, dass du Liebe und Fürsorge verdient hast. Veränderung passiert nicht über Nacht.

Psychische Gesundheitsfürsorge lohnt sich immer, egal wo in deiner persönlichen Reise du gerade angelangt bist. Genau wie beim Erlernen einer neuen Fähigkeit ist tägliches Üben notwendig, an guten wie an schlechten Tagen.

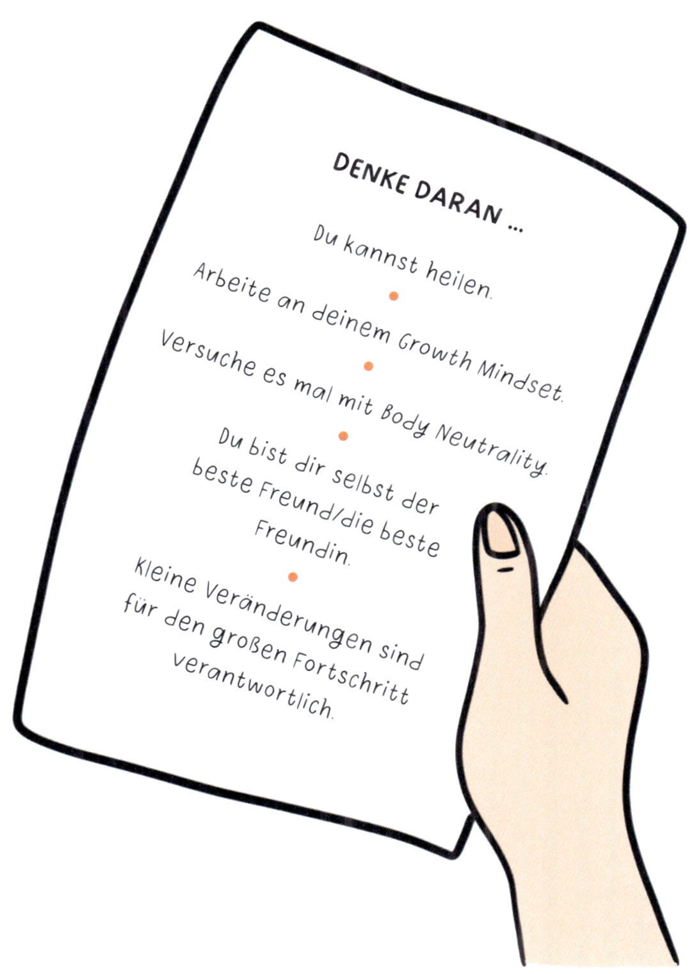

Kapitel 3

DEINE WERKZEUGKISTE FÜR PSYCHISCHE GESUNDHEIT

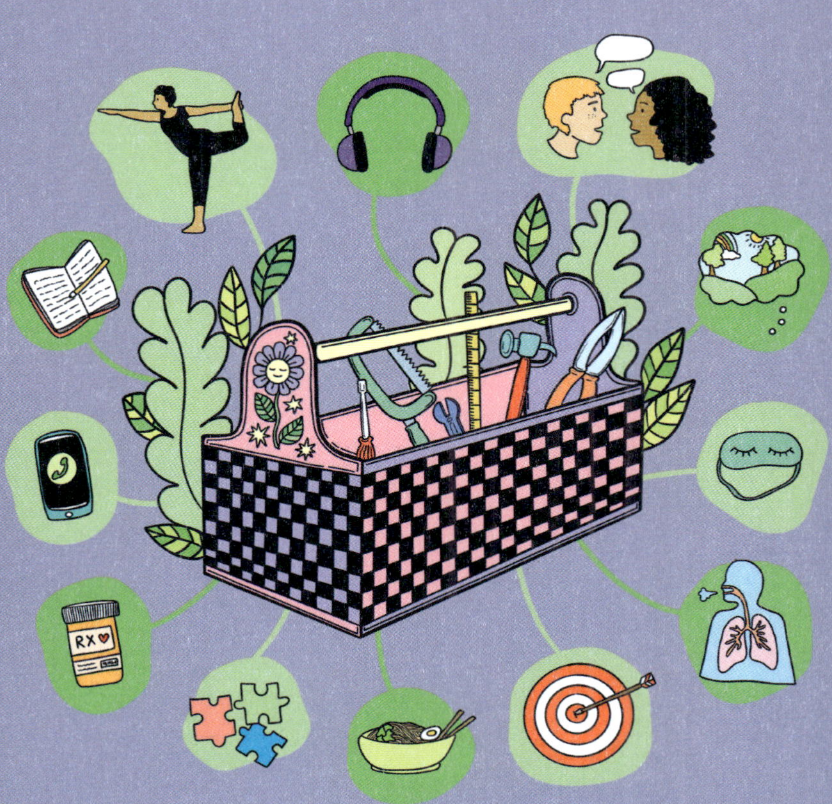
RX

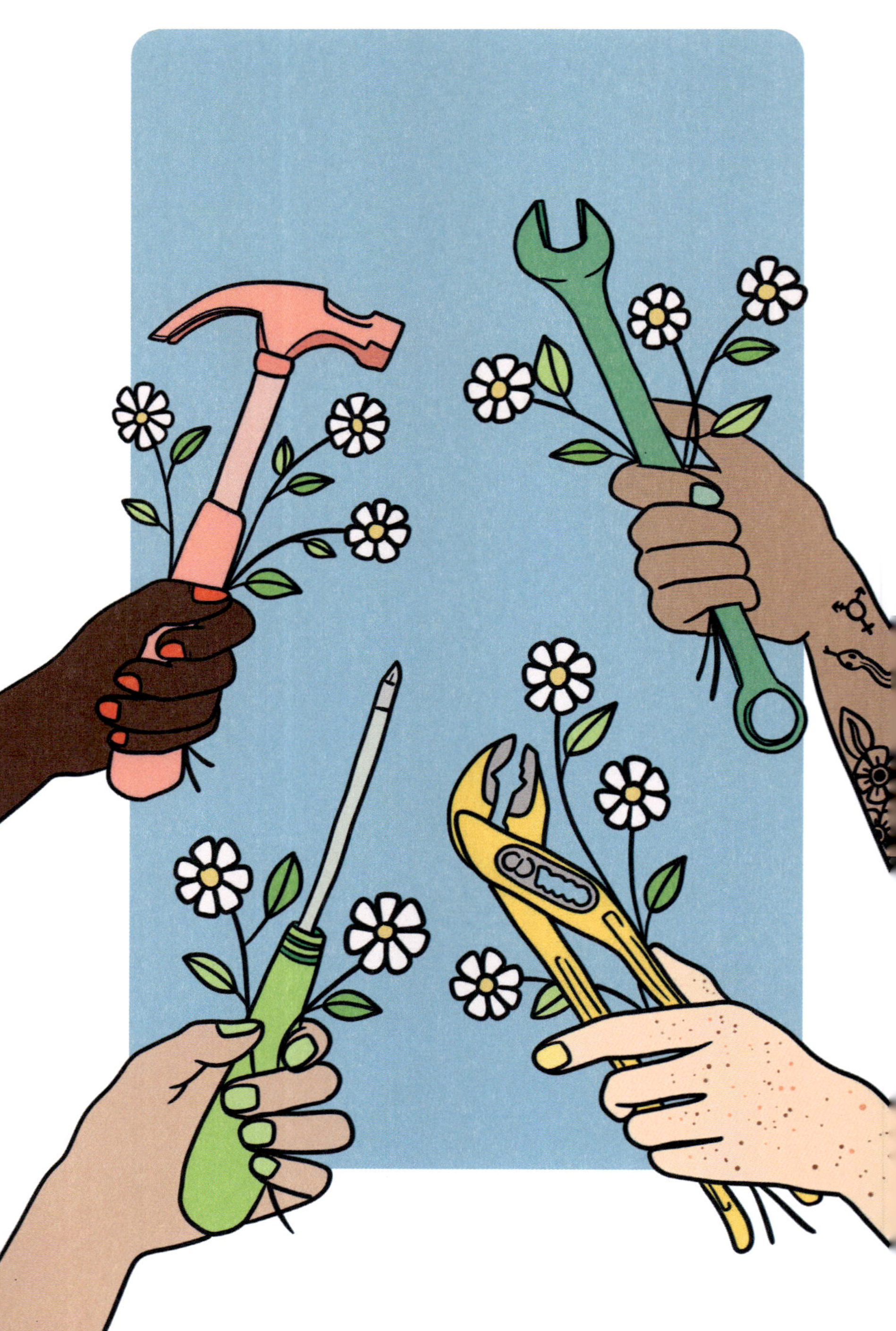

Hilfsmittel, damit du dich besser fühlst

Um mich an all die Dinge zu erinnern, dir mir halfen, mich besser zu fühlen, stellte ich sie mir alle zusammen in einer Werkzeugkiste vor. Genau wie die unterschiedlichen Werkzeuge eines Schreiners, die er zum Arbeiten und Werkeln benötigt, kann ich bei Bedarf eine Affirmation oder Atemübung herausziehen. Ich kann in Selbstfürsorge und Bewältigungsmechanismen abtauchen, die ich im Lauf der Jahre zusammengetragen habe. Die Vorstellung eines mentalen Raums voll hilfreicher Tipps und Tricks, verleiht einem das Gefühl der Kontrolle. Unterschiedliche Probleme verlangen nach unterschiedlichen Lösungen, also ist es am einfachsten, wenn du mit dem Erstellen deiner eigenen Werkzeugkiste beginnst, indem du darüber nachdenkst, was sich falsch oder erdrückend anfühlt und was dich in diesen Fällen trösten oder was eine praktische Hilfe für dich darstellen kann.

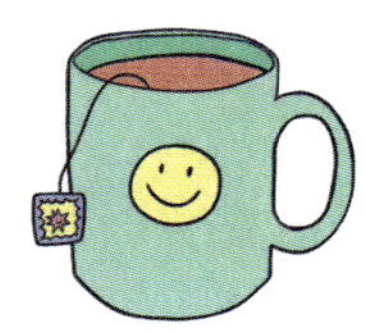

In diesem Kapitel lade ich dich dazu ein, einen Blick in meine Werkzeugkiste zu werfen und ein paar Sachen daraus selbst auszuprobieren. Behalte bei, was dir gefällt, und lasse beiseite, was für dich nicht funktioniert. Meine Werkzeugkiste hat sich im Lauf der Jahre sehr verändert; zu Beginn meiner Reise habe ich Medikamente ausprobiert, um mich besser zu fühlen, doch mit der Zeit dann herausgefunden, dass ich sie gar nicht brauchte – aber vielleicht werde ich auch eines Tages wieder das Bedürfnis haben, ein Medikament auszuprobieren. Unsere Genesung ist ständig im Fluss, und was uns zu einem bestimmten Zeitpunkt geholfen hat, hilft zu einem späteren vielleicht nicht mehr oder andersherum. Sei dir selbst gegenüber nachsichtig und geduldig und überprüfe, was du im gegenwärtigen Moment brauchst.

Das Einmaleins in Sachen Selbstmitgefühl

Es gibt Momente, in denen ich mich frage, wann die fiese Stimme der Selbstkritik zum ersten Mal in meinen Gedanken aufgeploppt ist. Vielleicht fing es als unterbewusstes Echo auf all die negativen Haltungen an, denen ich in der Gesellschaft einfach nicht ausweichen konnte, auf jede Erwartung und Norm, die ich nicht erfüllen konnte, das sich zu einer bösen Version meiner selbst in meinen Gedanken aufbauschte und nur dazu diente, mich nach unten zu ziehen.

Jede Errungenschaft wurde mir von dieser Stimme vermiest, die dann so etwas sagte wie: »Tja, das hätte jeder machen können, das ist nichts Besonderes!« Bekam ich eine Zwei bei einem schwierigen Test, so rief mir die Stimme in Erinnerung: »Alle deine Freunde haben eine Eins bekommen, du bist also immer noch nicht gut genug.«

Erlaubte ich mir ein üppiges Dessert, dann warf die Stimme mir vor, wie »erbärmlich« ich doch sei und dass es mir an Selbstdisziplin fehle.

Es dauerte Jahre, ehe ich herausfand, dass diese Stimme einen Namen hatte: der innere Kritiker. Als ich die Reise meiner Genesung antrat, wurde mir klar, dass diese Stimme verschwinden musste, wenn es mir besser gehen sollte. Ich brauchte etwas Lauteres, Netteres, das sich gegen meinen unerbittlichen inneren Kritiker zur Wehr setzte.

Im Jahr 2016 war ich bereits seit einigen Jahren in Therapie, trotzdem hatte ich immer noch das Gefühl, nicht voranzukommen. Ich machte keine Fortschritte in der Geschwindigkeit, wie ich es gewohnt war. Meine damalige Therapeutin schlug mir vor, an einer Gruppentherapie teilzunehmen, in der es um »Selbst-

SO HÖRT SICH MEIN INNERER KRITIKER AN

Du brauchst es gar nicht erst zu versuchen, das schaffst du nie.

Konzentriere dich auf alles, was dir fehlt.

Du bist nicht liebenswert.

Du solltest dich schämen.

Mit dir stimmt einfach etwas nicht.

Das hättest du besser machen können.

Sieh dir nur all die Probleme an, um die du dich noch nicht gekümmert hast.

Du hast es gar nicht verdient, dass dir etwas Schönes passiert, du bist einfach kein guter Mensch.

Du gibst dir einfach nicht genug Mühe.

mitgefühl« ging. Dieser Begriff war mir neu, aber ich war gerne in Gruppen, also trug ich mich ein, ohne mir darüber bewusst zu sein, wie sehr sich mein Leben dadurch ändern würde. Ohne Selbstmitgefühl in der Werkzeugkiste, dem besten Instrument, um den inneren Kritiker verstummen zu lassen, hätte ich es wohl nicht geschafft, mich je besser zu fühlen.

Das erste Gruppentreffen fing mit einer Erklärung an, was wir uns unter Selbstmitgefühl vorzustellen hatten.

Mitgefühl entsteht durch die Wahrnehmung des Leidens oder der Schmerzen anderer und indem man mit Warmherzigkeit darauf reagiert. Selbstmitgefühl bedeutet, dass wir auf unseren eigenen Schmerz, unser Versagen oder wahrgenommene Makel mit derselben Fürsorge und Umsicht reagieren, mit der wir auch anderen begegnen würden. Die Psychologin Dr. Kristin Neff hat drei Dinge bestimmt, die es uns erlauben, das zu tun: Selbstfreundlichkeit (uns selbst gegenüber freundlich zu sein), Achtsamkeit (eine offene, unvoreingenommene Haltung gegenüber unseren Gedanken und Gefühlen) und menschliche Verbundenheit (zuzulassen, dass du ein unperfekter Mensch bist, genau wie die anderen).

Das klingt einfach, doch es war schwieriger, als ich gedacht hatte. Wir machten gemeinsam eine geführte Meditation – und ich weiß noch, wie unangenehm es sich anfühlte, in einem Raum voll Fremder die Augen zu schließen. Wir wurden gebeten, uns ein Armband aus einem Korb zu nehmen, und jedes Mal, wenn wir einen negativen Gedanken hatten, sollten wir das Armband von einem Handgelenk auf das andere streifen. Das würde unser Bewusstsein für die Dinge stärken, die wir uns selbst sagten, damit wir erkannten, wann wir uns mit Mitgefühl begegneten und wann das nicht der Fall war. Ich wechselte das Armband zu Beginn so häufig von einem Handgelenk zum anderen, dass eine Freundin mich fragte, ob ich gerade »betete oder so was in der Art machte«.

DIE ZUSAMMENSETZUNG VON SELBSTMITGEFÜHL

Selbstfreundlichkeit
Achtsamkeit
Dich selbst freundlich und nicht hart behandeln. Dir dieselbe Liebe und Unterstützung schenken, die du einem nahestehenden Menschen schenken würdest.
Eine offene, neugierige, unvoreingenommene Haltung haben, deinen Schmerz nicht ignorieren, dich gleichzeitig aber auch nicht mit negativen Überzeugungen von dir selbst überidentifizieren.
Dir selbst erlauben, menschlich zu sein, Fehler zu machen und daraus zu lernen. Niemand ist perfekt, also erwarte auch nicht von dir selbst, alles perfekt zu machen.
Menschliche Verbundenheit

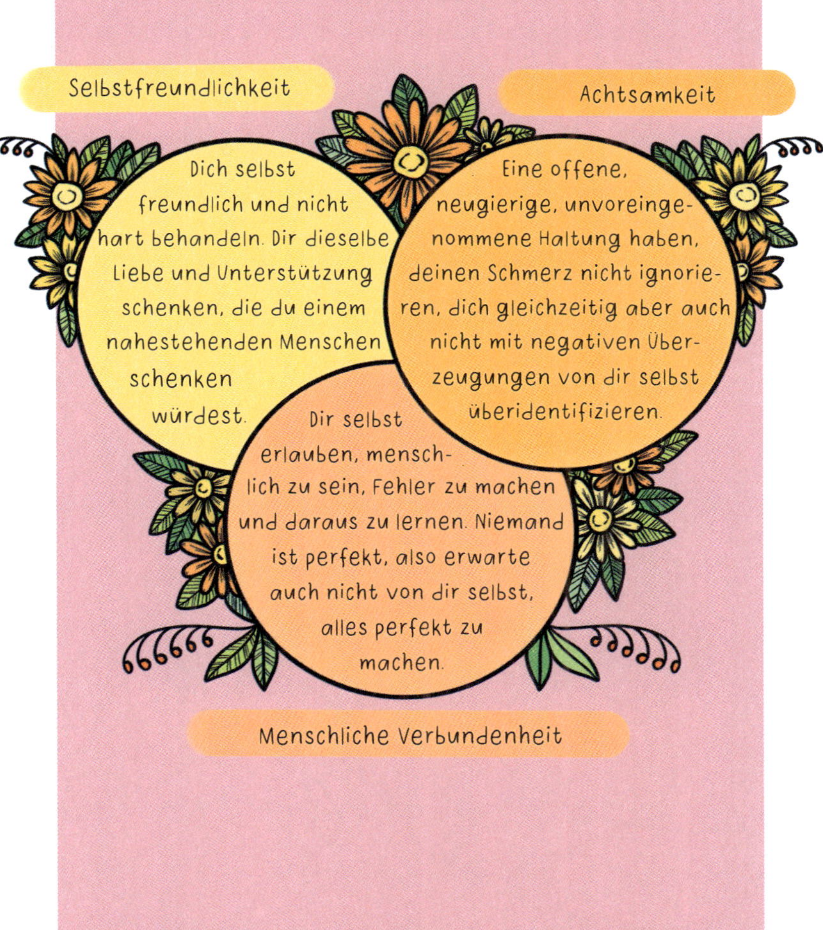

Durch diese Gruppe wurden mir zwei wichtige Dinge über mich selbst bewusst: Zum einen fand ich heraus, dass meine erste Reaktion, wenn ich einen Fehler machte oder etwas nicht schaffte, immer in Selbstkritik und Verurteilung bestand. Zum anderen tat ich so ziemlich alles, um mir mein Leiden nicht einzugestehen, denn dann würde ich mich damit auseinandersetzen müssen und ich wusste nicht wie. Stattdessen verdrängte ich einen negativen Gedanken, sobald er auftauchte, doch er wurde kurz darauf von einem weiteren abgelöst.

Dieses billige Plastikarmband wurde gewissermaßen zu einem Symbol meines Leidens. Es half mir, meine negativen Gedanken aufzudröseln und sie als genau das wahrzunehmen – als negativ, nicht zutreffend, aber negativ. Gleichzeitig wurde mir bewusst, welche Situationen diese Gedanken auslösten. Das gab mir einen Anstoß, die negativen Gedanken durch etwas freundlichere zu

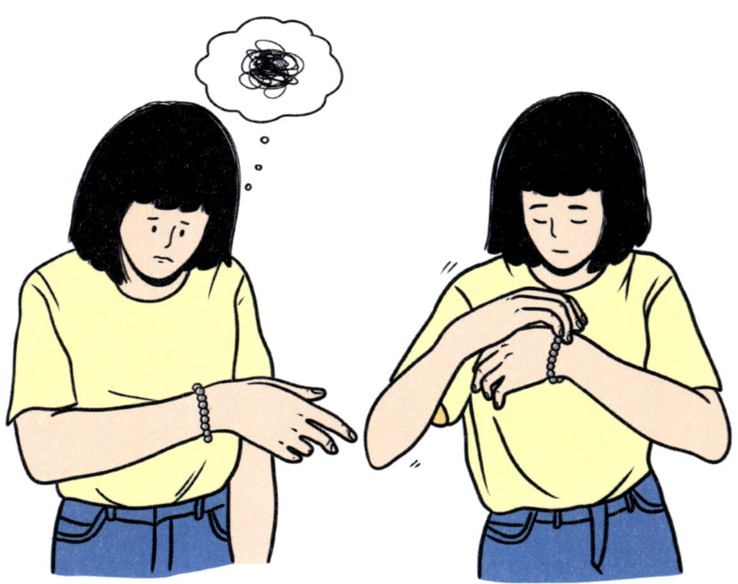

ersetzen. Statt mich von diesen Gedanken kaputtmachen zu lassen, veränderte sich mein gedanklicher Prozess in ein: »Oh, da kommt wieder ein negativer Gedanke. Woher kommt er und wie kann ich ihn verändern?«

Ich fing an, mir Selbstmitgefühl als Gegensatz zu meinem inneren Kritiker vorzustellen. Ich erachtete das Selbstmitgefühl als Freundin, als diejenige, die mich am meisten anfeuerte, als ein Licht in mir, das nach außen strahlte, wenn ich es von innen stärkte. Ich fing an, alles, was mein innerer Kritiker sagte, zu hinterfragen, und ersetzte alle fiesen Gedanken durch eine freundlichere Wahrheit.

Es ist so einfach, sich in seinem Leiden allein und isoliert zu fühlen. Das menschliche Gehirn ist ganz erstaunlich darin, uns das Gefühl zu geben, als wären wir mit unseren Unzulänglichkeiten und Unsicherheiten allein, als könnte niemand sonst das wirklich verstehen.

Durch das Selbstmitgefühl lernen wir, dass unsere Schmerzen und unser Gefühl der Unzulänglichkeit Teile dieser menschlichen Erfahrung sind. Das unterscheidet Selbstmitgefühl von Selbstmitleid. Beim Selbstmitgefühl verstehen wir, dass nicht nur wir Schmerz empfinden, während Selbstmitleid uns das Gefühl vermittelt, als wären Schmerzen und Unglück etwas Persönliches, Zielgerichtetes. Wir können diese Gedanken und Gefühle wahrnehmen, ohne uns von ihnen verschlingen zu lassen. Ich dachte immer: »Warum passiert das ausgerechnet mir? Warum muss ausgerechnet ich mich so fühlen?« Doch inzwischen weiß ich, dass es allen so geht. In mir ist nichts kaputt, was repariert werden müsste. Mein Leiden ist nichts Einzigartiges und darin finde ich unglaublichen Trost.

Schmerz verbindet uns, wenn wir zulassen, verletzlich zu sein. Mein Schmerz ist kein persönliches Versagen in diesem illusorischen, endlosen Streben nach Glück, aber eine ganz wesentliche Komponente meiner Menschlichkeit. Das bedeutet nicht, dass

Dein Bestes zu geben ist mehr als genug, es ist ganz normal, hin und wieder Schwierigkeiten zu haben, und ein Versagen ist eine Gelegenheit, einen neuen Versuch zu wagen!

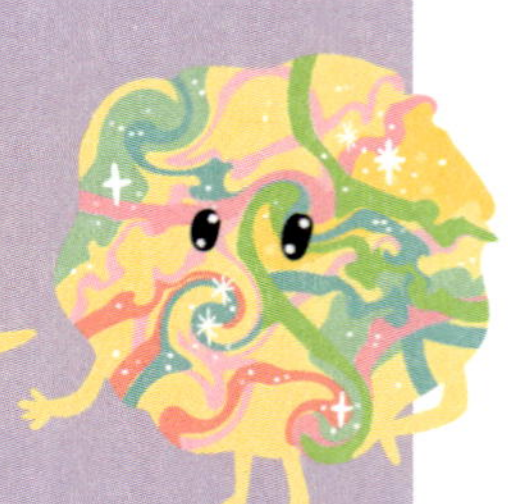

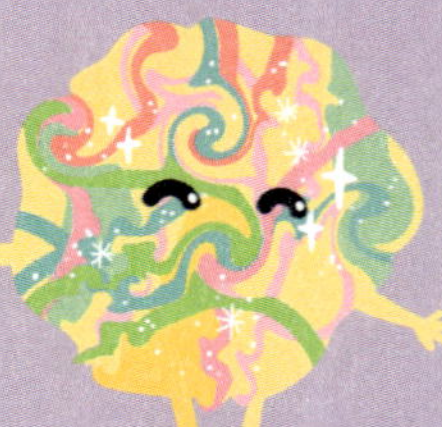

Schönheit ist subjektiv und unser Wert definiert sich nicht darüber, ob jemand anderes uns als attraktiv oder unattraktiv wahrnimmt.

Im Moment ist alles schwer, aber denke daran, dass das nicht für immer so sein muss. Konzentriere dich darauf, den Tag heute mit der Energie, die du gerade hast, besser zu machen. Begegne dir mit Freundlichkeit.

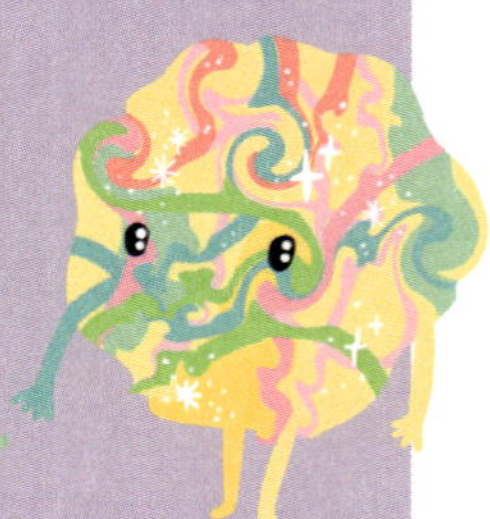

wir den Schmerz einfach akzeptieren und uns schlecht fühlen sollen, aber es ist wichtig, uns nicht für unser Leiden zu kritisieren, denn unser Kampf ist kein Zeichen dafür, dass wir versagen, egal, wie sehr wir darauf konditioniert wurden, das zu glauben.

Manchmal schämen wir uns dafür, dass wir uns schlecht fühlen, werfen uns persönlich die Scham vor, statt uns zu trösten. Begegnen wir inneren Schmerzen jedoch mit Zuneigung und Empathie, dann beeinflussen wir durch positive Änderungen, wie wir uns sehen. Selbstmitgefühl dient als Erinnerung, dass wir dieselbe Freundlichkeit verdient haben, mit der wir anderen begegnen, weil wir ebenso wertvoll sind wie alle anderen.

SICH IN SELBSTMITGEFÜHL ÜBEN KANN SO AUSSEHEN

Erkenne die Stimme deines inneren Kritikers an, ohne darüber zu urteilen, aber lass dich nicht in negatives Grübeln verwickeln. Versuche, die negativen Gedanken durch Ermutigung zu ersetzen.

Hole dich da ab, wo du gerade bist, und sei geduldig. Es braucht Zeit, um Fortschritte zu machen, und Selbstmitgefühl ist eine Fähigkeit, an der du dein ganzes Leben arbeiten kannst.

Versuche eine der vielen geführten Meditationen von self-compassion.org.

Schreibe Tagebuch, um Dinge zu verarbeiten, aber denke daran, nett und nicht hart über dich zu schreiben - verurteile dich nicht wegen deiner Gefühle und Gedanken.

Gib dir selbst Raum, um menschlich zu sein – wir alle machen Fehler und wir alle haben Dinge, an denen wir arbeiten sollten. Erlaube dir zu fühlen, ohne dich mit dem Label schlecht, verkehrt, faul, unproduktiv etc. zu versehen.

Erachte einen Moment des Leidens einfach als das: als einen Moment, der vorbeigehen wird, als Teil des Menschseins. Und dann frage dich, was du hören musst, und sage dir genau das.

Behandle dich so, wie du ein Kind, einen Freund oder eine Freundin behandeln würdest, wären sie traurig oder verletzt. Würdest du sie kritisieren oder ihnen Vorwürfe machen, oder würdest du sie trösten und umsorgen?

Finde eine wohltuende Berührung, mit der du deinen Parasympathikus aktivieren kannst, indem du zum Beispiel eine Hand auf dein Herz legst oder aber die Arme um dich schlingst und dich sanft festhältst.

Erlaube dir, dich um deine Bedürfnisse zu kümmern! Wir alle müssen unsere Batterien ab und an wieder aufladen.

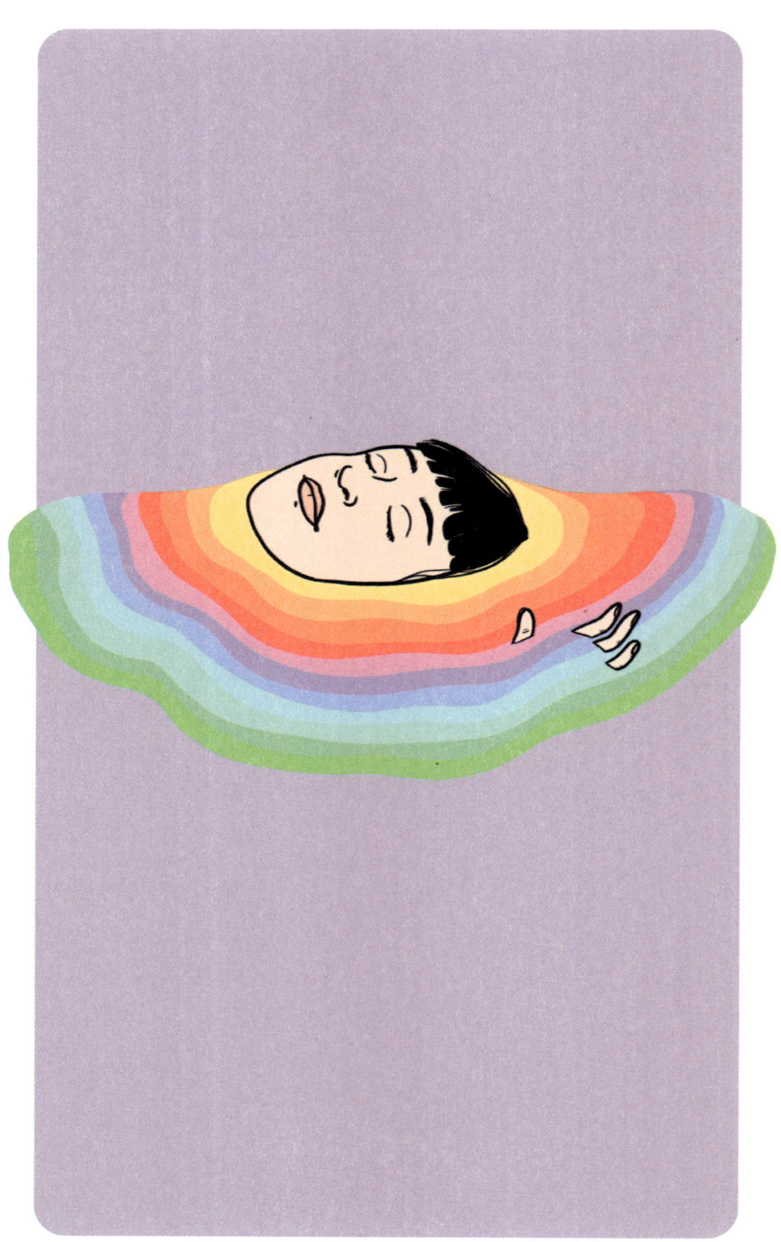

Eine Anleitung zu echter Selbstfürsorge

Selbstfürsorge ist zu einem wesentlichen Bestandteil meiner Reise der Genesung geworden. Ich muss zugeben, ich habe diesbezüglich immer mit den Augen gerollt, weil ich keine Schaumbäder mochte und mich auch keiner aufwendigen Wellness-Prozedur unterziehen wollte. Die Selbstfürsorge, der ich auf Social Media begegnete, schien auf Maßlosigkeit und jede Menge Shopping-Therapie zu setzen. Doch dann wurde mir klar, dass es gar nicht darum ging.

Alles, was die Seele nährt, ist Selbstfürsorge. Alles, was dir das Gefühl gibt, deinem zukünftigen Ich einen Gefallen getan zu haben, ist Selbstfürsorge, und alles, was du tust, um dich um deine Gesundheit zu kümmern und mit dem Stress klarzukommen, ist Selbstfürsorge.

Selbstfürsorge existiert nicht nur als Verwöhn-Wellness (auch wenn eine solche durchaus auch wichtig sein kann!), es gibt ganz viele verschiedene Möglichkeiten der Selbstfürsorge, und sie sind genauso individuell wie wir alle. Für dich bedeutet Selbstfürsorge vielleicht, Quality Time mit dir allein zu verbringen und dabei etwas Kreatives zu machen, Essen für das bevorstehende Wochenende vorzubereiten, die Zeit auf Social Media zu begrenzen oder aber Pläne mit einem geliebten Menschen zu schmieden.

Selbstfürsorge hat viele Vorzüge. Ein solcher Akt der Freundlichkeit uns selbst gegenüber kann dabei helfen, unser Selbstwertgefühl anzukurbeln. Es schafft einen Raum für uns, fernab von Stress, lädt uns dazu ein, einen Moment lang einfach mal zu entspannen, kann unsere allgemeine Gesundheit und unser Wohlbefinden verbessern und vergegenwärtigt uns, dass unsere Gesundheit wichtig ist.

WAS SELBSTFÜRSORGE IST
produktiv
unerlässlich
individuell
notwendig
WAS SELBSTFÜRSORGE NICHT IST
egoistisch
für alle
gleich
maßlos
teuer

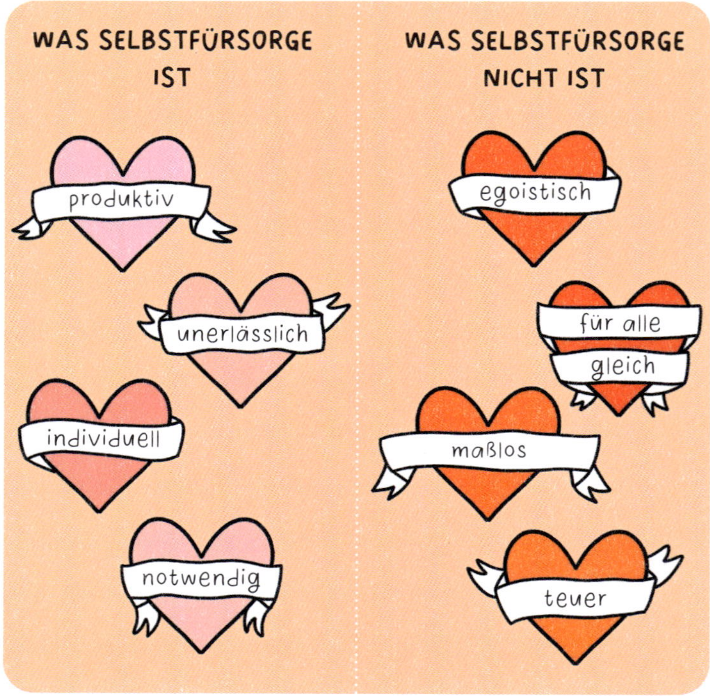

Und da Selbstfürsorge etwas höchst Individuelles ist, ist es auch hilfreich, einen zu deinen Bedürfnissen passenden Plan zu erstellen. In einem ersten Schritt könntest du deine aktuellen Gewohnheiten festhalten und eine Liste mit allen positiven und negativen Bewältigungsmechanismen erstellen, die du im Lauf der Jahre entwickelt hast. Vielleicht bist du in Sachen praktischer Selbstfürsorge bereits bestens aufgestellt, hast aber deine emotionale Selbstfürsorge vernachlässigt. Frage dich Folgendes:

- Wann bin ich am glücklichsten?
- Was muntert mich auf, wenn ich traurig bin?
- Was hilft mir, mich nach einem stressigen Tag zu entspannen?
- Was verschafft mir einen Energieschub, wenn ich mich ausgelaugt fühle?

SELBSTFÜRSORGE KANN BESTEHEN AUS ...

sozialer Selbstfürsorge

Unternehmungen, die uns dabei helfen, unsere Beziehungen zu fördern und soziale Bindungen zu pflegen

- Kontakt zu Freunden und Freundinnen halten
- jemandem schreiben, der dir wichtig ist, oder jemanden anrufen
- dich an einer gesellschaftlichen Aktivität in deiner Gemeinschaft einbringen
- deine Wünsche, Bedürfnisse und Grenzen kommunizieren
- einer Online-Selbsthilfegruppe beitreten
- dir eine Unterstützergruppe aufbauen

spiritueller Selbstfürsorge

Unternehmungen, die unseren Geist fördern und es uns erlauben, uns mit etwas Größerem als uns selbst zu verbinden

- bringe dich ehrenamtlich in deiner Gemeinschaft ein
- den Ort aufsuchen, an dem du deine Religion praktizierst, oder aber einen Ort, an dem du dich sicher fühlst
- verbinde dich durch achtsames Spazierengehen mit der Natur
- versuche es mit Yoga oder Dehnübungen
- meditiere oder bete
- nimm dir Zeit für Selbstreflexion

ES GEHT NOCH WEITER ...

SELBSTFÜRSORGE KANN BESTEHEN AUS …

mentaler Selbstfürsorge

Unternehmungen, die unseren Geist und unseren Intellekt stimulieren und faszinieren

- dir einen interessanten Podcast anhören
- eine kulturelle Sehenswürdigkeit in deiner Stadt aufsuchen
- etwas Neues lernen
- ein Kreuzworträtsel oder ein Sudoku etc. lösen
- ein Buch lesen
- ein Brettspiel oder ein Videospiel spielen

emotionaler Selbstfürsorge

Sich der den emotionalen Bedürfnissen zuwenden, indem wir unsere Gefühle identifizieren, sie verarbeiten und fördern

- eine Therapie machen und mit jemandem über deine Gefühle sprechen
- Achtsamkeitsübungen machen, wenn du dich überwältigt fühlst
- eine geführte Meditation ausprobieren
- Tagebuch schreiben
- Kunst erschaffen
- dich in Dankbarkeit üben

praktischer Selbstfürsorge

Notwendige Alltagsaufgaben erledigen, die uns dabei helfen, Stress zu vermeiden und unsere Tage einfacher zu gestalten

- Hausarbeiten erledigen wie Wäsche waschen, Abwaschen, Saubermachen etc.
- Termine machen und planen
- organisieren und entrümpeln
- sich realistische Ziele für die kommende Woche setzen
- Essen vorbereiten
- das Budget planen

physischer Selbstfürsorge

Unternehmungen, die das allgemeine Wohlbefinden und die Hygiene unseres Körpers fördern und unterstützen

- auf eine gesunde Schlafhygiene achten
- dich um deine sexuelle Gesundheit kümmern
- dich so bewegen, wie es sich gut anfühlt
- Zähne putzen, Hände waschen, baden oder duschen
- darauf achten, dass du genug trinkst und isst
- auf die Bedürfnisse deines Körpers eingehen

EINE SELBSTFÜRSORGE-ROUTINE ETABLIEREN

Fange klein an, indem du einfache Selbstfürsorgeübungen in deinen Alltag integrierst, und füge mehr Übungen hinzu, wenn die ursprünglichen zu einer Gewohnheit geworden sind. Du entscheidest und wählst aus, ignoriere dabei solche Übungen, die sich in deinem Leben als irrelevant herausstellen und ersetze sie durch solche, die das nicht sind!

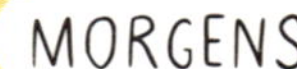

Mache ein paar kurze Dehnübungen.

Trinke ein großes Glas Wasser.

Führe eine fünfminütige geführte Meditation durch.

Sende jemandem, der dir wichtig ist, ein »Schönen guten Morgen!«.

Denke an drei Dinge, für die du dankbar bist.

Bereite dir ein reichhaltiges Frühstück zu.

Nimm dir jeden Tag etwas Bestimmtes vor.

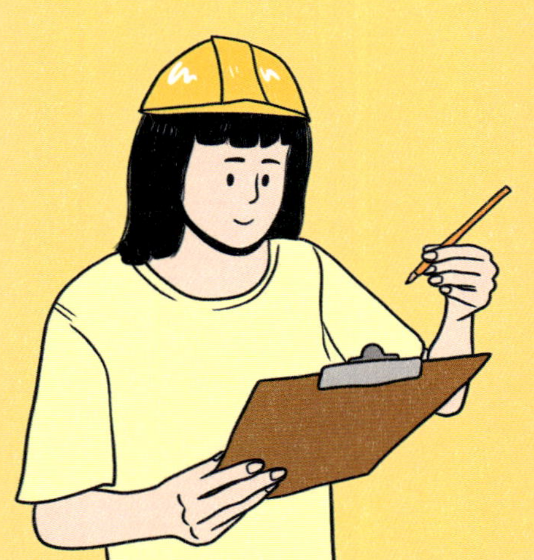

NACHMITTAGS

Sprich eine laut an dich gerichtete Affirmation aus.

Höre dir deinen Lieblingssong an.

Halte einen Moment lang inne und höre in dich, nimm dir Zeit, um nachzudenken.

Nimm einen Snack zu dir, auf den du dich freust.

Atme ein paarmal tief ein und wieder aus.

Tue etwas Selbstloses.

Nimm dir 10 Minuten Zeit, um zu entrümpeln.

ABENDS

Bereite dich auf den nächsten Tag vor.

Lege dein Handy eine Weile weg.

Lies dir ein paar positive Nachrichten durch.

Ziehe deine gemütlichsten Klamotten an.

Rufe jemanden an, der dir wichtig ist.

Schreibe alles auf, was dir gerade durch den Kopf geht.

Nimm dir einen Moment, um herunterzukommen, ehe du ins Bett gehst.

Das sollte zu deinem Verständnis beitragen, was dir hilft und was du vielleicht häufiger machen solltest, und sobald du Lücken entdeckst, kannst du einfache Aufgaben wählen, um deine Stimmung im Alltag zu heben. Nicht jeder besitzt viel kostbare Freizeit, und es kann wirklich schwer sein, die Aufgaben der Selbstfürsorge unterzubringen – also fange mit kleinen Sachen an. Eine schnelle Übung am Morgen oder Abend ist bereits ein erster Schritt in die richtige Richtung. Es ist ganz in Ordnung, wenn sich deine Prioritäten für Selbstfürsorge verschieben, also überprüfe regelmäßig, was gerade dein dringendstes Bedürfnis ist. Das hilft dir dabei, die Übungen anzuvisieren, die dir in einem bestimmten Moment am besten helfen.

Grenzen errichten

Unsere Grenzen entsprechen den Linien, die wir zwischen uns und den anderen ziehen. In ihrer Gesamtheit bilden sie unseren Handlungsraum, unsere persönlichen Barrieren. Für ein respektvolles, gesundes Miteinander mit anderen – und mit uns selbst – brauchen wir persönliche Grenzen. Und deshalb sind sie auch so überaus wichtig für eine bessere psychische Gesundheit.

Noch bis vor Kurzem konnte ich nur sehr schlecht Grenzen aufzeigen. Als Kind und Teenager hatte ich nicht viele Freunde und Freundinnen, also meinte ich, ich müsse immer nett und verfügbar sein, weil ich sie ansonsten verlieren könnte. Dementsprechend schloss ich mich den anderen immer an, sagte Ja zu Sachen, die mir relativ egal waren, und stellte mich selbst stets hinten an. Das änderte sich erst, als mir klar wurde, dass meine fehlenden Grenzen mich anderen gegenüber nachtragend werden ließen – Menschen, die gar nichts falsch gemacht hatten, die einfach nur keine Gedanken lesen konnten.

Als ich mit meinem ersten Freund zusammenkam, habe ich viel über Grenzen gelernt. Er bemerkte recht bald, dass ich kaum Grenzen besaß und dazu neigte, anderen gefallen zu wollen. Er erinnerte mich durch kleine Gesten daran, dass ich das Recht hatte, Entscheidungen zu treffen, fragte, ob ich Zeit hatte, ihn zu sehen, erkundigte sich nach meinen Vorlieben und Abneigungen, während er mir seine Grenzen aufzeigte und voller Respekt und Verständnis auf meine reagierte. Mit jemandem zusammen zu sein, der mir in der Beziehung Entscheidungsgewalt und Raum gab, half mir, auch bei anderen Menschen Grenzen aufzuzeigen. Das zeigte sich zunächst bei Kleinigkeiten, wie zum Beispiel jemandem zu sagen: »Ich kann gerade nicht telefonieren, ich rufe dich später an« oder »Ich mag dieses Restaurant wirklich nicht – würde es dir etwas ausmachen, wenn wir woanders hingehen?« Die Reaktionen der anderen auf meine Grenzen wurden gleich zu Beginn ein Test in Sachen Kompatibilität. Konnte jemand meine Grenzen nicht respektieren, dann distanzierte ich mich von dem- oder derjenigen, und schon bald war ich umgeben von Menschen, zu denen ich eine starke Verbindung hatte und bei denen ich mich sicher fühlte.

Es kann ganz schön schwer sein, herauszufinden, wie man Grenzen errichtet. Vielleicht bist du dir unsicher, wie du deine Bedürfnisse und Grenzen kommunizieren sollst. Vielleicht bist du mit dem Gefühl aufgewachsen, dass deine Selbstständigkeit nicht respektiert wird oder dass dir niemand zuhört. Herauszufinden, wo deine Grenzen sind, bedeutet, dich selbst zu fragen, was du brauchst, um dich sicher und gehört zu fühlen, und diese Grenzen dann auch umzusetzen. Das kann dir zunächst ganz schön viel Mut abverlangen, aber jedes Mal, wenn du eine Grenze aufrechterhältst, hilft dir das, mehr Selbstvertrauen und Selbstwertgefühl zu entwickeln.

Denke an deine Grundrechte als Mensch. Das können so Dinge sein wie …

… das Recht, Nein zu sagen, ohne dich schlecht zu fühlen.

… das Recht zu entscheiden, was du mit deiner Zeit anstellen willst.

… das Recht, respektvoll behandelt zu werden.

Frage dich, was deine Werte sind, was dir unangenehm ist oder dir das Gefühl gibt, nicht respektiert zu werden.

Denke über das nach, was du mit deinen Grenzen erreichen willst und wie du am besten reagierst, sollte jemand sie nicht beachten.

Höre auf deinen Instinkt, achte wirklich darauf, wie du dich fühlst.

Kommuniziere mit anderen, sei unverblümt und bestimmt.

Sorge für entsprechende Konsequenzen, wenn Grenzen missachtet werden, und teile den anderen auch mit, was diese Konsequenzen sind.

Fange klein an und stecke deine Grenzen ab, während sich deine Beziehungen entwickeln.

Achte darauf, dass deine Grenzen durch die unbewusste Anstrengung, andere auf Distanz zu halten, nicht zu starr werden.

Denke daran, dass es in Ordnung ist, wenn Grenzen sich im Lauf der Zeit verändern und dass du für unterschiedliche Menschen unterschiedliche Grenzen haben kannst.

Sei konsequent, was deine Grenzen betrifft, übe dich im Neinsagen und darin, laut zu sagen, was du denkst.

MEINE GRENZEN

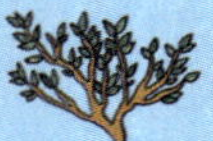

Ich werde jedes Unwohlsein, das ich empfinde, ansprechen.

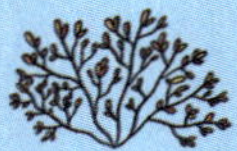

Ich werde für mich einstehen und meine Meinung selbstbewusst vertreten.

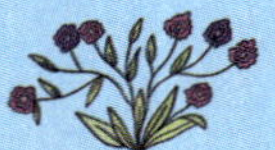

Ich lasse nicht zu, dass mein Glück von den Meinungen anderer abhängt.

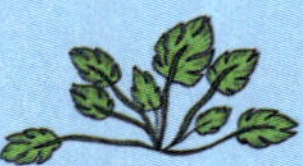

Ich werde anderen nicht erlauben, mir Schuldgefühle zu machen oder mich zu etwas zu zwingen, bei dem ich mich nicht wohlfühle.

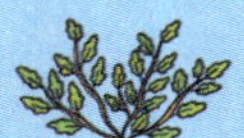

Ich werde auch mich selbst nicht für Dinge verantwortlich machen, die nicht meiner Kontrolle unterliegen.

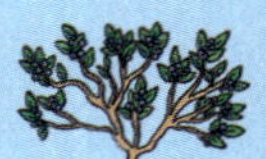

Ich werde meine psychische Gesundheit und mein physisches Wohlbefinden an die erste Stelle setzen.

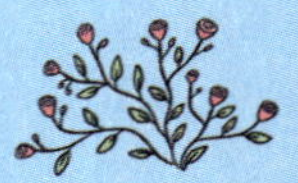

Ich werde meine emotionalen Bedürfnisse nicht opfern.

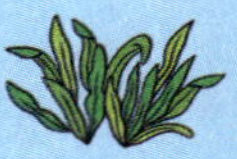

Ich werde offen und falls nötig sehr bestimmt kommunizieren.

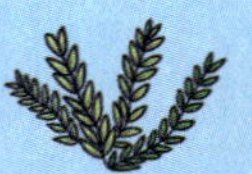

Ich werde mich von Menschen fernhalten, die mir das Gefühl geben, unbedeutend und unzulänglich zu sein.

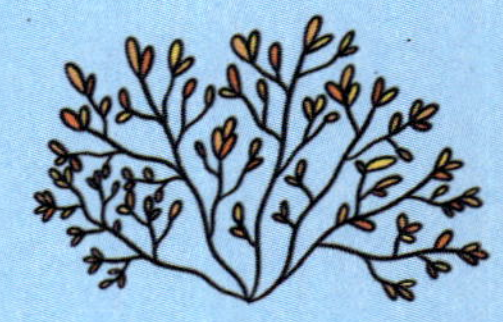

GRENZEN AUFZEIGEN KANN SICH SO ANHÖREN

Es fühlt sich nicht gut an, darüber zu sprechen, also lassen wir das jetzt besser.

Ich bin nicht daran interessiert, also frag mich bitte nicht mehr.

Ich muss heute früh gehen, nur damit du Bescheid weißt.

Ich erlaube anderen nicht, mich anzuschreien, wenn du also nicht aufhörst, dann ist diese Unterhaltung hier für mich zu Ende.

Ich mag es nicht, wenn man mich so anfasst, also mache das bitte nicht mehr.

Ich möchte helfen, aber ich habe gerade nicht viel Zeit und will mich nicht überfordern. Können wir zu einem anderen Zeitpunkt darüber sprechen?

Komm nicht in mein Zimmer, ohne vorher anzuklopfen.

Du kannst mein Auto morgen nicht haben. Ich habe einen Termin und brauche es selbst.

Ich brauche heute Abend etwas Zeit für mich. Aber lass uns bald was zusammen machen.

Mache bitte in meiner Gegenwart keine solchen Witze. Dabei fühle ich mich nicht wohl.

Mit negativen Gedanken zurechtkommen

Mit fünfzehn habe ich eine soziale Angststörung entwickelt. Ich war kein schüchternes Kind, aber zum ersten Mal an einer ganz neuen Schule anzufangen, raubte mir jedes Gefühl der Sicherheit – machte mir zunehmend bewusst, wie schwierig es sein kann, einen guten ersten Eindruck zu hinterlassen. Ich musste mich bereits mit meiner unkontrollierbaren, generalisierten Form der Angststörung herumschlagen, da war das dann die absolute Krönung. Auf die soziale Angststörung wurde nicht eingegangen, als ich zum ersten Mal eine Therapie machte, weil sie von meiner generalisierten Angststörung überdeckt wurde. Machte mir etwas Angst, dann vermied ich es. Je mehr ich etwas vermied, umso größer wurde meine Angst davor, und irgendwann steckte ich in diesem Teufelskreis fest.

Als es am allerschlimmsten war, habe ich wohl ein ganzes Jahr damit zugebracht, nicht ein einziges Mal etwas Positives an mir selbst zu finden. Den Sinn der Welt entdeckte ich durch

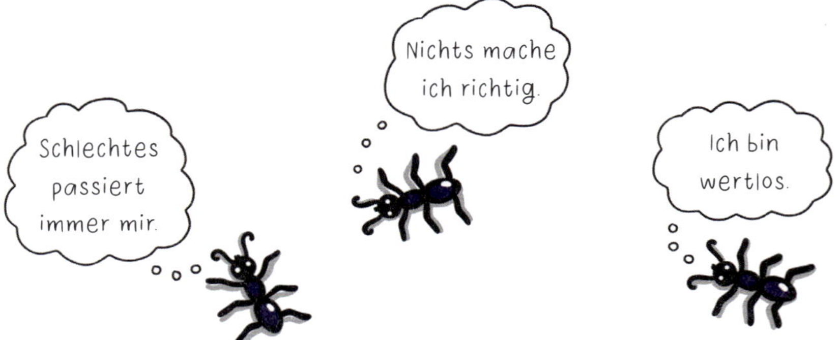

meine Linse der Negativität, weil sich alles so hoffnungslos anfühlte. Meine soziale Angststörung nährte sich von diesen negativen Gedanken und Ängsten, und mein Gehirn belohnte mich dafür, auf diese Negativität zu hören; vermied ich, was mir Angst machte, so fühlte sich der Teil der sozialen Angststörung meines Hirns sicher und gesättigt.

Das ist alles meine Schuld.
Ich werde nie wieder glücklich sein.

Ich stelle mir unser Gehirn gern als einen riesigen Wald mit Millionen kleiner Pfade vor. Jeder Pfad symbolisiert einen Gedanken, und diese Pfade – die zum Teil parallel verlaufen, sich voneinander entfernen oder zusammenlaufen – bilden Muster, genau wie sich auch unsere Gedanken verbinden und aufeinander aufbauen. Denken wir an etwas Neues, dann entsteht ein neuer kleiner Pfad, der zuvor noch nicht da war. Je mehr wir über einen spezifischen Gedanken nachdenken, umso gefestigter und begehbarer wird dieser Pfad, was dazu führt, dass wir uns unbewusst immer wieder aufs Neue für diesen Pfad entscheiden. Die Gedankenpfade, die wir außer Acht lassen, wachsen zu und werden unbegehbar, ganz so, als hätten sie nie existiert.

Denken wir immer wieder etwas Negatives, wird das zu unserer Hauptstraße und erscheint uns dadurch auch immer zutreffender. In Kapitel 2 haben wir gelernt, dass unsere Gedanken

Niemand sorgt sich um mich.
Ich bin eben einfach ein schlechter Mensch.

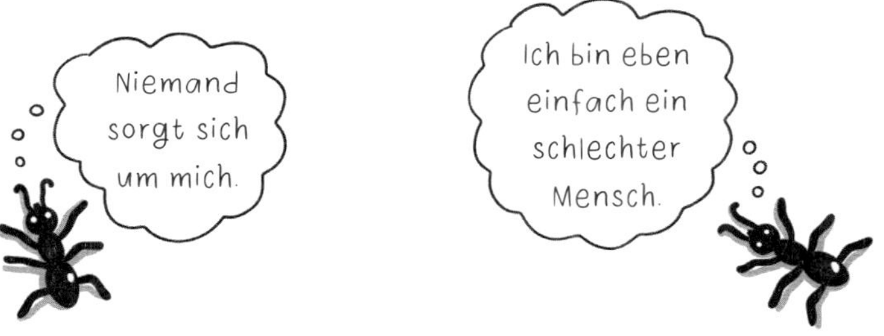

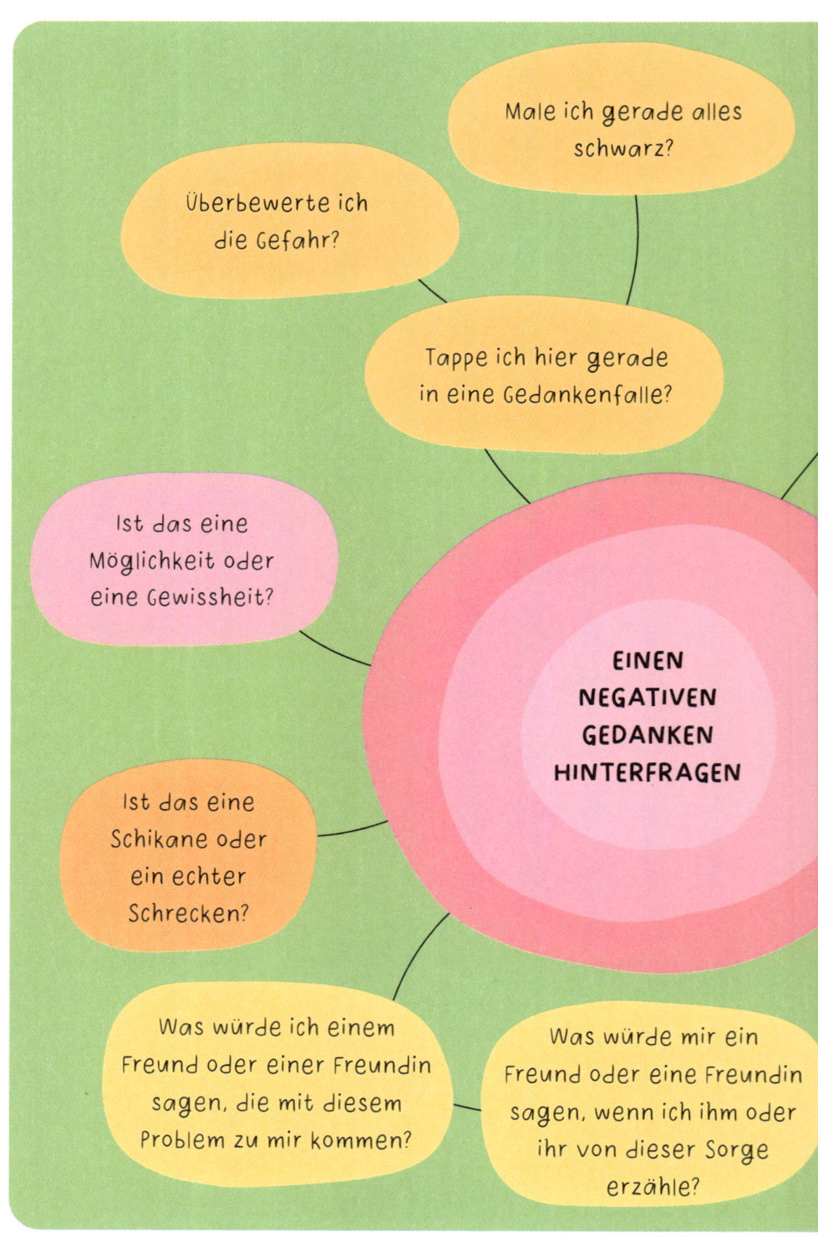
Male ich gerade alles schwarz?
Überbewerte ich die Gefahr?
Tappe ich hier gerade in eine Gedankenfalle?
Ist das eine Möglichkeit oder eine Gewissheit?
EINEN NEGATIVEN GEDANKEN HINTERFRAGEN
Ist das eine Schikane oder ein echter Schrecken?
Was würde ich einem Freund oder einer Freundin sagen, die mit diesem Problem zu mir kommen?
Was würde mir ein Freund oder eine Freundin sagen, wenn ich ihm oder ihr von dieser Sorge erzähle?

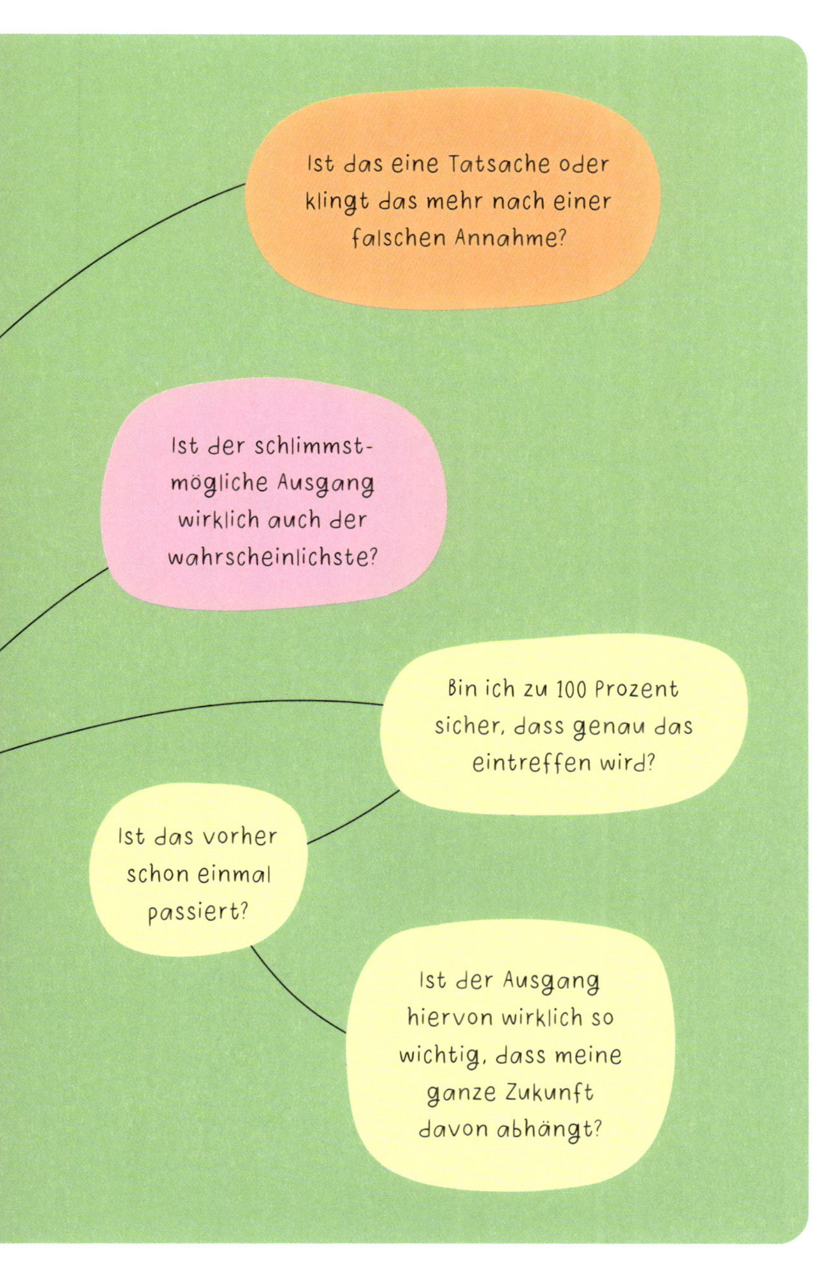
Ist das eine Tatsache oder klingt das mehr nach einer falschen Annahme?
Ist der schlimmstmögliche Ausgang wirklich auch der wahrscheinlichste?
Bin ich zu 100 Prozent sicher, dass genau das eintreffen wird?
Ist das vorher schon einmal passiert?
Ist der Ausgang hiervon wirklich so wichtig, dass meine ganze Zukunft davon abhängt?

Gewohnheiten und Überzeugungen herausbilden und darauf abfärben, wie wir uns selbst und unsere Welt sehen, im Guten wie im Schlechten.

Wann immer ich mitten in einer sozialen Angststörung steckte, erlaubte ich meinen negativen Gedanken, jeden positiven Gedanken, der zuvor aufgetaucht war, platt zu walzen. Mein Wald hatte sich von einem riesigen, wunderschönen Naturreservat in eine laute, zugemüllte und zubetonierte Baustelle der Negativität verwandelt – und es lag in meinen Händen, ihn wieder zu dem zu machen, was er zuvor gewesen war.

In dem Kurs zu Selbstmitgefühl, an dem ich teilnahm, erfuhr ich von Automatischen Negativen Gedanken (abgekürzt mit ANG) und der Beziehung zwischen einer sozialen Angststörung und einem negativen Gedankenmuster.

Werden wir mit ANGs konfrontiert, dann ist es am besten, uns ihnen zu stellen. Ziel ist es, uns selbst freundlich daran zu erinnern, dass unsere negativen Gedanken häufig kein akkurates Abbild unserer Realität sind, sondern eher Aufschluss darüber geben, wie wir uns selbst sehen.

Was tun wir also, wenn wir unsere negativen Gedanken hinterfragt haben? Dann können wir die ANGs durch sogenannte PETs (*Positive Empowering Thoughts*) ersetzen. Ich lade dich dazu ein, diese einfache Übung auszuprobieren und deine negativen Gedanken aufzuschreiben, um sie dann durch positive Gedanken zu ersetzen.

- Nimm dir Stift und Papier, gehe an einen ruhigen Ort zum Nachdenken. Zeichne zwei Spalten.
- Nimm dir einen Moment, um deinen Geist zur Ruhe kommen zu lassen; atme langsam ein und wieder aus.
- Frage dich, was für negative Sachen du dir selbst sagst. Schreibe sie in die erste Spalte, mache dir dabei um Rechtschreibung und Grammatik keine Sorgen.

Betrachte als Nächstes jeden Gedanken und frage dich ehrlich, wie du ihn hinterfragen und in einen positiven Gedanken umwandeln könntest. Schreibe das Positive in die Spalte daneben.

Wenn du dich das nächste Mal in einer negativen Gedankenspirale wiederfindest, dann sieh dir stattdessen die Spalte mit den positiven, stärkenden Gedanken an.

Etwas bewältigen, sich erden und beruhigen

Wir alle benötigen Hilfsmittel, mit denen wir schwierige Umstände bewältigen können. Ich stelle mir dieses »Etwas-Bewältigen« gerne als die Fähigkeit vor, sich anzupassen, Stress zu minimieren und das Negative oder schmerzhafte Gefühle zu tolerieren. Ob nun bewusst oder unbewusst, nicht alle Bewältigungsstrategien sind gleichwertig.

Ehe ich von gesunden Bewältigungsmechanismen erfuhr, hatte ich auf schädliche zurückgegriffen. Machte mir etwas Angst, dann bestand mein Bewältigen darin, zu vermeiden, was auch immer mir Angst machte. Fühlte ich mich durch wirklich schwierige Erfahrungen traumatisiert, bestand mein Bewältigen darin, meine Nahrungsaufnahme einzuschränken, weil ich so wieder die Kontrolle über meinen Körper erlangte. Steckte ich in richtig schmerzhaften Gefühlen gefangen, bestand mein Bewältigen darin, zu rauchen oder Alkohol zu trinken.

Es dauerte sehr lange, ehe mir bewusst wurde, dass diese Verhaltensweisen, durch die ich mich zwar im Moment besser fühlte, auf Dauer keine positive Veränderung hervorriefen und somit keine nützlichen Bewältigungsstrategien waren. Mitunter tragen wir so vieles mit uns herum, dass wir nur schwer bestimmen können, wovon wir eigentlich heilen müssen, und manchmal entdecken wir immer mehr innere Verletzungen, während wir uns aktiv um Heilung bemühen. Treffen wir unvorbereitet auf emotionale Schmerzen, dann ist es sehr hilfreich, über ein paar sinnvolle Bewältigungsmechanismen zu verfügen.

Es gibt unzählige Möglichkeiten, wie wir etwas bewältigen können, doch sie alle lassen sich in zwei Kategorien einteilen: problemorientiertes Bewältigen und emotionsorientiertes Be-

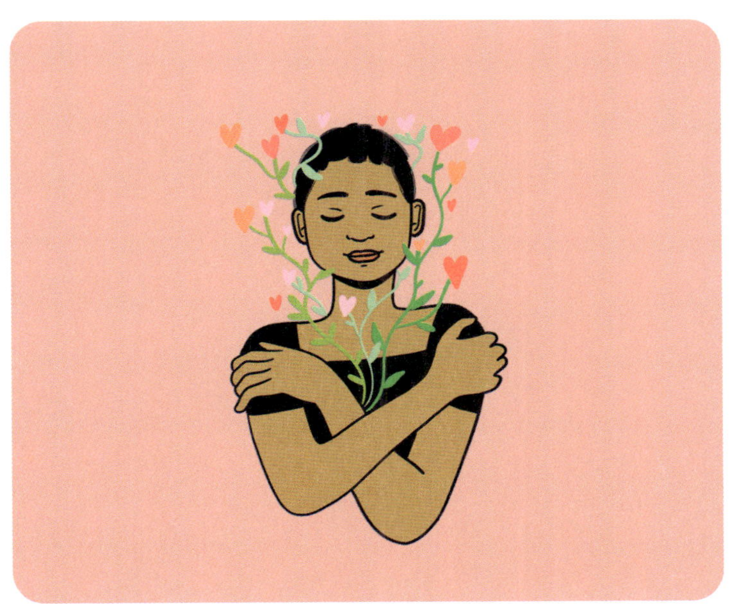

wältigen. Manche negativen Gefühle können durch problemorientiertes Bewältigen gelöst oder gemindert werden, wie zum Beispiel Nein sagen zu einer gesellschaftlichen Verpflichtung, auf die man von vornherein keine Lust hat, statt Ja zu sagen, um die anderen auf Kosten von deiner Zeit und deiner Energie zufriedenzustellen.

Emotionsorientiertes Bewältigen ist dann hilfreich, wenn Angstzustände und Stress von Umständen herrühren, die wir nicht kontrollieren können, zum Beispiel wenn wir mit Krankheit oder Tod konfrontiert werden.

Diese Bewältigungsstrategie könnte beinhalten, dass du meditierst oder Tagebuch schreibst, um dir einen Moment zum Nachdenken zu nehmen und deine Gefühle besser zu steuern.

Diese Strategien können auch zusammen angewandt werden, wie zum Beispiel bei einem Vorstellungsgespräch, vor dem du schreckliche Angst hast. Das problemorientierte Bewältigen

EIN PAAR BEWÄLTIGUNGSSTRATEGIEN

Kreative Beschäftigungen wie Schreiben, Malen oder Fotografieren

singen, tanzen, ein Instrument spielen

dich belohnen oder verwöhnen

weinen

etwas essen, worauf du so richtig Lust hast

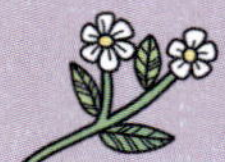

Tagebuch schreiben

deine Bedürfnisse kommunizieren

dehnen

ein Buch lesen, einen Film oder eine Fernsehserie ansehen

ein Tier streicheln

Musik hören

dich um die Pflanzen in deinem Garten kümmern

einen ruhigen, glücklichen und sicheren Ort visualisieren

Sport machen

drei Dinge aufzählen, die du an dir magst

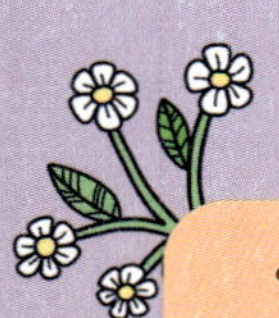

dir etwas ansehen, das dich zum Lachen bringt

etwas erledigen, das du vor dir hergeschoben hast

etwas backen oder kochen

die Arme um dich schlingen und dich einen Moment lang richtig festhalten

eine Yoga-Atemübung ausprobieren

dir etwas Positives sagen

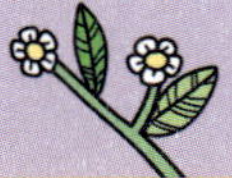

dir bewusst etwas Zeit für dich selbst nehmen

eine Achtsamkeitsübung von YouTube durchführen

einen Spaziergang durch die Natur machen

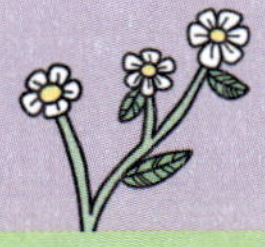

deinen Kleiderschrank entrümpeln und spenden, was du nicht mehr brauchst

ein Puzzle oder ein Sudoku machen oder versuchen, etwas zu stricken oder zu häkeln könnte dann darin bestehen, im Vorfeld die Firma zu googeln und Antworten vorzubereiten, und ein emotionsorientiertes Bewältigen bestünde darin, an Affirmationen zu denken, um dein Selbstvertrauen vor dem Gespräch zu stärken.

Ich mag an den Bewältigungsstrategien besonders, dass sie auf deine ganz persönlichen Bedürfnisse zurechtgestrickt werden können, und ich glaube wirklich daran, dass es für jedes Problem, das sich mir stellt, eine passende Bewältigungsstrategie gibt.

Wenn du also das nächste Mal traurig, gestresst oder wütend bist, dann nimm dir einen Moment, um eine dieser neuen Bewältigungsstrategien auszuprobieren.

Manche Bewältigungsstrategien beinhalten Techniken, mit denen du dich erden kannst. Durch solch erdende Techniken verbindest du dich mit deinem Körper, wenn du gerade in deinem Gedankenkarussell gefangen bist. Sie holen dich in den gegenwärtigen Moment zurück, wenn du von starken Gefühlen oder traumatischen Erinnerungen überrollt wirst.

Als mein PTBS und meine Panikstörung am schlimmsten waren, dissoziierte ich mich oft von mir selbst: Meine Hände und Füße wurden ganz taub und manchmal kam ich mir wie ein ungebetener Gast in meinem eigenen Körper vor. Dissoziation war der Vorgang, mit dem mein Gehirn mich vor Schmerzen schützen wollte, doch indem es den Zugang zu den Schmerzen unterband, unterband es auch den Zugang zu Heilung. Somit war das Erlernen, mich wieder »mit der Erde zu verbinden«, ein ganz wesentlicher Bestandteil, um einen Zugang zu meiner Fähigkeit herzustellen, diese Gefühle zu durchleben und zu verarbeiten.

Indem wir uns erden, können wir wieder in die Gegenwart zurückkommen. Ich stelle es mir gern so vor: Das Bewusstsein des Geistes trifft auf das Gewahrsein des Körpers.

Für manche Menschen hat dieses Erden etwas Spirituelles, es basiert aber auf einer therapeutischen und biologischen Grundlage.

ERDENDE TECHNIKEN

Denke in Kategorien. Wähle Themen wie »Tiere«. oder »Farben« und führe so viele an, wie dir einfallen.

Zähle fünf Dinge auf, die du siehst, vier, die du fühlst, drei, die du hörst, zwei, die du riechst, und eines, das du schmeckst.

Nimm einen Eiswürfel in den Mund und lass ihn auf deiner Zunge zergehen.

Balle die Hände zu Fäusten, halte das ein paar Sekunden lang, dann entspanne deine Hände wieder. Wiederhole das zehnmal.

Zähle bis 100.

Halte deine Hände unter fließendes Wasser und wechsle zwischen warm und kalt ab, spüre den unterschiedlichen Empfindungen nach.

Wähle eine Farbe und benenne alle Dinge in deiner Umgebung, die diese Farbe haben.

Atme zehnmal langsam durch die Nase ein und durch den Mund wieder aus.

Denke an einen Gegenstand und versuche, ihn in der Luft mit dem Finger »nachzuzeichnen«.

Iss etwas ganz langsam und versuche, jeden Bissen zu genießen.

Sage etwas auf, das du auswendig kannst, einen Song oder ein Gedicht.

Wenn wir gestresst sind, aktiviert unser sympathisches Nervensystem unsere Flucht-/Kampf-/Erstarrungsreaktion, um uns darauf vorzubereiten, uns einer Gefahr entweder zu stellen oder sie zu vermeiden. Dabei werden Stresshormone wie Cortisol freigesetzt, die uns ein Gefühl der Nervosität und Furcht vermitteln und unser Herz schneller schlagen lassen, während wir Adrenalin produzieren. Indem wir uns erden, aktivieren wir unser parasympathisches Nervensystem, das für Ruhe und Verdauung verantwortlich ist und uns beruhigt und wieder entspannen lässt. Das hier ist eine ganz einfache Übung, um das mal zu testen: Wenn du das nächste Mal gestresst bist, dann atme einfach doppelt so lange aus, wie du einatmest – dadurch teilst du deinem Körper mit, dass er sicher ist und sich wieder beruhigen kann.

Beschwichtigung ist eine ähnliche Bewältigungsstrategie wie das Erden, denn dadurch fühlen wir uns in Momenten der Überforderung besser. Weinen ist ein perfektes Beispiel für Beschwichtigung: Es ist vielleicht sogar einer der besten Mechanismen der Selbstbeschwichtigung, eine natürliche Fähigkeit, die wir ausbilden, sobald wir auf die Welt kommen. Als Babys werden wir auf verschiedene Weise beschwichtigt. Doch ich benutzte auch jetzt als Erwachsene ähnliche Vorgehensweisen, um mich zu beschwichtigen. Statt in eine Babydecke gewickelt zu werden, wickle ich mich selbst in Decken. Ich höre beruhigende Musik und mache geführte Meditationen, wenn ich schlafen möchte, mein Geist aber zu aufgewühlt ist. Ich wiege mich mit geschlossenen Augen vor und zurück, die Füße fest auf dem Boden verankert, und konzentriere mich auf meinen Atem. Wann immer ich Beschwichtigung brauche, konzentriere ich mich gedanklich auf mein inneres Kind: Was braucht dieses Kind, um sich sicher zu fühlen?

Wenn du diese Bewältigungsstrategien in deine Werkzeugkiste der Selbstfürsorge packen möchtest, dann überlege, wie du dich selbst beschwichtigen könntest und welche erdenden Techniken du gern ausprobieren würdest. Denke an einen Moment zurück, als du dich sicher oder getröstet gefühlt hast, und spüre dem nach, was dir in diesem Moment diese Ruhe geschenkt hat. Schreibe ein paar der Dinge auf, die Stress bei dir hervorrufen, und halte daneben Übungen oder Strategien fest, wie du damit zurechtkommen kannst, sodass du sie bei der Hand hast, wenn du sie brauchst. Richte es so ein, dass du am Ende des Tages eine selbstbeschwichtigende Gewohnheit trainierst. Nehmen wir uns etwas Zeit am Abend, um uns zu erden, können wir die Ereignisse des Tages häufig besser verarbeiten und kommen besser zur Ruhe, ehe wir zu Bett gehen.

Atmen und Achtsamkeit

Als mir das erste Mal jemand vorschlug, ich sollte Atemübungen gegen meine Angstzustände machen, kam ich mir leicht bevormundet vor und meine Antwort fiel vermutlich recht abfällig aus, ganz im Stil von »Ich weiß schon, wie man atmet, sonst wäre ich vermutlich tot, nicht wahr?«, das muss ich zugeben. Ich war nicht überzeugt, dass etwas so Einfaches wie atmen in irgendeiner Form dazu beitragen könnte, dass ich mich besser fühlte.

Erst Jahre später, als ich das Teenageralter schon fast abgeschlossen und eine ganz heftige Panikattacke hatte, gab ich schließlich nach und probierte die Atemtechnik mit dem Namen »*Box Breathing*« (»Box-Atmung«) aus. Zu meiner großen Überraschung überwand ich meine Panikattacke schneller als je zuvor. Das liegt daran, dass wir bei Atemübungen das parasympathische Nervensystem aktivieren. Von diesem Moment an informierte ich mich über die Wissenschaft, die hinter dem bewussten Atmen stand, und inzwischen ist dieses Atmen zu einem meiner zuverlässigsten Bewältigungsmechanismen geworden. Atemarbeit gehört zu den einfachsten, zugänglichsten und am schnellsten wirkenden Übungen, die ich je benutzt habe, um mich zu beruhigen. Außerdem kann man sie immer und überall durchführen.

Die Achtsamkeit ist eine weitere Sache, die mein Leben verändert hat. Nachdem ich in dem Kurs zu Selbstmitgefühl von der Achtsamkeit gehört hatte, fing ich aktiv damit an, mich in Achtsamkeit zu üben. Sie trägt dazu bei, uns wieder in den gegenwärtigen Moment zurückzuholen, ohne dass wir uns überwältigen lassen oder auf etwas reagieren. Wir lassen eine Wahrnehmung zu, die von einem Augenblick unserer physischen Empfindungen, Gedanken und Gefühle zum nächsten reicht, ohne darüber zu urteilen. Fühle ich mich emotional ausgelaugt,

DIE BOX-ATMUNG

Setze dich ruhig hin und mache dir den natürlichen Rhythmus deines Atmens bewusst, ohne etwas daran zu ändern.
Atme als Nächstes langsam ein und zähle dabei bis vier:
(einatmen) 1, 2, 3, 4
Mache dies, ohne dein natürliches Ausatmen zu verändern.
Nachdem du ein paarmal so geatmet hast, atme erneut ein und zähle bis vier, und dann atme aus und zähle ebenfalls bis vier:
(einatmen) 1, 2, 3, 4 (ausatmen) 1, 2, 3, 4
Nachdem du ein paarmal eingeatmet und dabei auf vier gezählt und dann ausgeatmet und auf vier gezählt hast, mache eine Pause, wenn du beim Einatmen bei vier angekommen bist:
(einatmen) 1, 2, 3, 4 (Pause) 1, 2, 3, 4 (ausatmen) 1, 2, 3, 4
Nach ein paar dieser Atemzüge mache auch nach dem Ausatmen eine Pause, wenn du bei vier angelangt bist:
(einatmen) 1, 2, 3, 4 (Pause) 1, 2, 3, 4
(ausatmen) 1, 2, 3, 4 (Pause) 1, 2, 3, 4
und so weiter.

Das ist die Box-Atmung.

dann hilft mir die Achtsamkeit, meine innere Batterie wieder aufzuladen. Die Vorzüge der Achtsamkeit sind breit gefächert: Sie verbessert unseren allgemeinen Gesundheitszustand, steigert die Fähigkeit, mit negativen Emotionen zurechtzukommen, und verringert Stress, um nur ein paar wenige zu nennen. In meinen Augen könnten alle Menschen davon profitieren, die Achtsamkeit in ihr Leben zu integrieren. Das gelingt ganz einfach, wenn man zum Beispiel zu einer geführten Meditation einschläft. Ich höre mir ein Video auf YouTube an, das mir dabei hilft, meinen geschäftigen Geist zu beruhigen, und mir vor dem Einschlafen ein sicheres Gefühl vermittelt. Es gibt viele Möglichkeiten, wie man Atemarbeit und Achtsamkeit üben kann, eine meiner Lieblingsübungen ist wie gesagt die Box-Atmung.

Führe die Box-Atmung ein paar Atemzüge lang durch, und fange dann langsam an, wieder normal zu atmen. Wecke deinen Körper auf, indem du die Zehen und die Finger bewegst, ehe du mit deinem Tag weitermachst.

Verarbeiten durch Worte

Die Bedeutung, unsere Gefühle durch Worte auszudrücken, ist gewaltig. Das Verarbeiten dessen, was nicht stimmt, fängt für gewöhnlich dann an, wenn wir es in Worte gefasst haben, erst danach können wir anfangen, etwas zu verarbeiten.

Tagebuchschreiben (oder auch *Journaling*) hat viele mentale Vorzüge: Es trägt dazu bei, eine Achtsamkeit zu schaffen, holt uns aus dem Grübeln heraus, hilft uns dabei, uns zu öffnen und verletzlich zu sein, unsere Gefühle zuzulassen und den Stress zu reduzieren.

- Was ist etwas Gutes, das sich heute ereignet hat?
- Welche neue Bewältigungstechnik habe ich kennengelernt?
- Einen Brief der Vergebung an mich selbst schreiben
- Welche Emotionen versuche ich für gewöhnlich zu vermeiden oder zu unterdrücken?
- Was sind Stressfaktoren für mich und was beruhigt mich?
- Was finde ich an mir bewundernswert?
- Was sind meine Bedürfnisse und was kann ich tun, um mir dabei zu helfen, dass sie erfüllt werden?
- Gibt es etwas, das ich jetzt gerade vermeide? Und warum?
- Was sind meine Werte und ziehe ich Grenzen, um sie zu schützen?
- Was triggert mich und was hat diese Trigger verursacht?
- Was hat mich heute glücklich gemacht?
- Was habe ich von der letzten Schwierigkeit, der ich mich stellen musste, gelernt?

- Was motiviert mich am meisten?
- Was ist jetzt gerade mein bevorzugter Bewältigungsmechanismus?
- Inwiefern bin ich jetzt anders als vor fünf Jahren?

Wenn du nach »Ideen für Journaling oder Therapietagebuch« suchst, findest du unglaublich viele Vorschläge.

Sprechen wir über unsere Gefühle, so ist das eine Möglichkeit, sie anzuerkennen und eine Tür für andere zu öffnen, damit sie uns unterstützen und uns helfen, sie zu verarbeiten. Manchmal ist es ganz schön schwer zu wissen, was wir wirklich fühlen, ehe wir darüber sprechen und alles klar wird. Ein gesundes emotionales Dampfablassen ist ein großartiges Werkzeug, um unsere Gefühle zu verarbeiten.

Wenn wir als Kind nicht gelernt haben, über unsere Gefühle zu sprechen, fällt es uns später vielleicht schwer, uns zu öffnen. Also haben wir es zunächst mit einer Lernkurve zu tun, und das Tagebuchschreiben kann ein erster Schritt hin zum Öffnen sein, ehe wir mit einem Freund oder einer Freundin, jemandem aus unserer Familie, einem Lehrer oder einer Lehrerin an der Schule sprechen.

Andere Menschen bilden einen der wichtigsten Bestandteile für Heilung und das Aufrechterhalten einer guten psychischen Gesundheit. Für viele Menschen ist eine Unterstützergruppe, die uns das Gefühl gibt, dass wir nicht auf uns allein gestellt sind, ein Rettungsanker. Denke einen Moment lang über die Menschen in deinem Leben nach: Hast du das Gefühl, dass du mit ihnen reden kannst oder dass ihr füreinander da seid, wenn es mal schwierig wird?

Was machst du, wenn du das Gefühl hast, dass du keinen solchen Menschen in deinem Leben hast? Vielleicht fällt es dir schwer, Freundschaften zu schließen oder du bist in einer Familie aufgewachsen, in der es dir nicht erlaubt war, dich verletzlich zu zeigen. Vielleicht bist du auch umgezogen und hast jetzt niemanden, auf den du dich stützen kannst. Auch wenn das deiner gegenwärtigen Realität entspricht, so gibt es dennoch Orte und Möglichkeiten, wie du dich mit anderen verbinden und dir eine Supportgruppe aufbauen kannst.

Es kann manchmal ganz schön beängstigend sein, Freundschaften zu schließen, besonders dann, wenn man gemobbt worden ist oder sich in der Vergangenheit ausgeschlossen gefühlt hat. Vielen fällt es schwer, auf andere zuzugehen, du bist also nicht allein mit deiner Angst vor neuen Verbindungen. Aber du wärst überrascht, wie viele Menschen gerne einen Freund oder eine Freundin wie dich hätten und wie viele Menschen sich nach genau dieser Unterstützung sehnen. Suche nach Gruppen oder Unternehmungen, die dich interessieren, das kann dir dabei helfen, ganz selbstverständlich Beziehungen zu Menschen aufzubauen, die ähnlich ticken. Sieh dich vor Ort nach kostenlosen Veranstaltungen oder kostengünstigen Kursen um, das wäre schon mal ein erster Schritt. Wenn du Menschen mit einem großen Freundeskreis in deinem Leben hast, dann versuche, dich mit ihnen zu verbinden. Freunde und Freundinnen findet man nicht von heute auf morgen, aber denke daran, dass du im allerschlimmsten Fall nur herausfinden wirst, dass du und dieser eine Mensch als Freund oder Freundin nicht kompatibel seid, was absolut in Ordnung ist, denn du kannst es mit einer anderen Person erneut versuchen. Mit der Zeit wird das einfacher: Verletzlichkeit ist etwas, das geübt werden muss, ehe man sich damit etwas wohler fühlt.

Eine Therapie ist eine weitere Möglichkeit, um sich seinen Gefühlen gegenüber in einem sicheren und kontrollierten Weg zu öffnen.

Leider ist eine Therapie fast überall auf der Welt ein Privileg, das nicht allen zur Verfügung steht. Er gibt jedoch unterschiedliche Strategien, wie man, je nachdem, wo man lebt, einen kostenlosen oder günstigen Therapieplatz finden kann.

EINE GEMEINSCHAFT UND ANSCHLUSS FINDEN

Suche nach Veranstaltungen vor Ort.

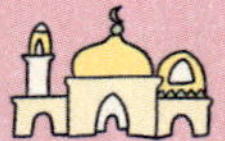

Gehe an eine Kultstätte.

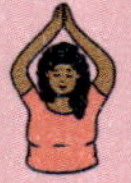

Mache einen Yoga- oder Tanzkurs.

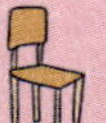
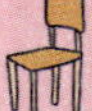

Suche nach einer Selbsthilfegruppe.

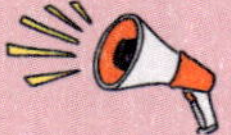

Suche nach etwas, wofür du eintreten oder wo du dich ehrenamtlich einbringen kannst.

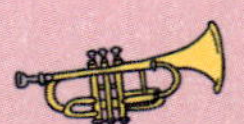

Schließe dich einer Band oder einem anderen kreativen Unterfangen an oder forme eines.

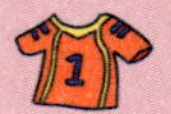

Schließe dich einer Sportgruppe an.

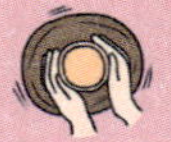

Absolviere einen Anfängerkurs wie Töpfern oder erlerne eine Sprache.

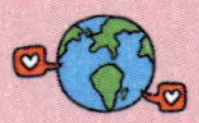

Finde Gemeinschaften mit gleichen Interessen.

TIPPS FÜR NEUE FREUNDSCHAFTEN

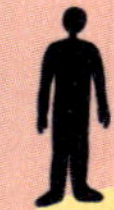

Sieh zu, dass du an Orte oder zu Veranstaltungen gehst, an denen auch andere Menschen sind.

Versuche, eine innigere Beziehung zu flüchtigen Bekanntschaften herzustellen.

Übe dich darin, mit anderen Menschen zu sprechen. Mache anderen Komplimente oder beginne ein zwangloses Gespräch, wann immer sich eine Gelegenheit bietet.

Lerne die Freunde und Freundinnen der Menschen kennen, die du bereits kennst.

Sei neugierig und aufmerksam, wenn du mit anderen redest, lächle und zeige, dass du wirklich interessiert bist!

Sei du selbst! Echte Freundschaften findest du nur, wenn du es wagst, verletzlich und authentisch zu sein.

Denke darüber nach, welche Eigenschaften für dich bei einem Freund wichtig sind. Dann arbeite daran, diese Eigenschaften zu veranschaulichen.

Sei konsequent und gib dir Mühe, den Kontakt zu halten. Auch durch so kleine Gesten wie eine kurze Textnachricht.

Arbeite an deinem Selbstvertrauen: Das geht nur durch Übung. Es kann beängstigend sein, eine Verabredung mit einem Freund oder einer Freundin anzustoßen, aber alle brauchen Freundschaften und die anderen sind nicht weniger nervös als du!

Wenn du die Möglichkeit hast, dann suche bei dir vor Ort nach Therapeuten oder Therapeutinnen, die am besten zu deinen Bedürfnissen passen. Brauchst du einen traumaorientierten Therapeuten? Eine LGBTQIA-orientierte Therapeutin? Eine Therapeutin, die auf POC fokussiert ist?

Sei ehrlich! Dein Therapeut/deine Therapeutin hat vermutlich schon so ziemlich alles gehört und gesehen, also gibt es nichts, was zu beschämend oder verboten wäre, um in einer Therapie darüber zu sprechen.

Habe keine Angst davor, deinem Therapeuten/deiner Therapeutin Fragen zu stellen, wenn etwas unklar ist, und sage ihnen auch, wenn etwas für dich nicht funktioniert.

Nichts ist zu »unbedeutend«, um darüber zu sprechen. Es ist absolut in Ordnung, über Probleme oder Stressfaktoren im Alltag zu sprechen.

Vielleicht bist du dir bei der Wahl des Therapeuten/der Therapeutin zunächst unsicher, aber probiere es zuerst einmal aus. Denke daran, dass es in Ordnung ist, dir einen anderen Therapeuten oder eine andere Therapeutin zu suchen, wenn du das Gefühl hast, deine erste Wahl passt nicht gut zu deinen Bedürfnissen.

Gehe aufgeschlossen in eine Therapie. Manche Übungen kommen dir zunächst vielleicht dämlich oder sinnlos vor, aber sei offen und probiere diese Dinge zunächst einmal aus.

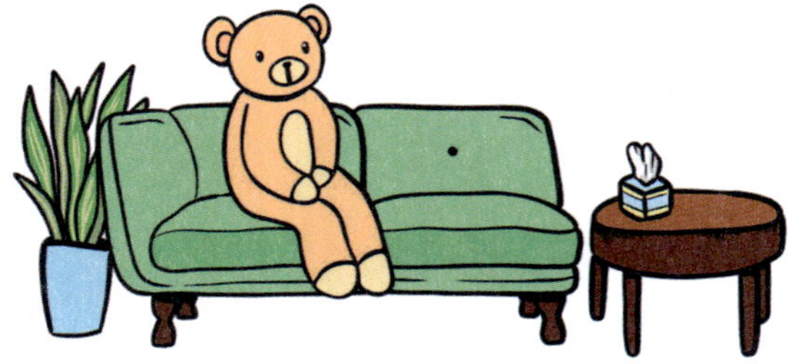

Erstelle eine Liste von Themen, die du durchnehmen willst, oder schreibe deine Gedanken in ein Therapietagebuch, das du dann mit zu den Sitzungen bringst, für den Fall, dass du vergisst, was du sagen wolltest.

Mache dich bereit, deine Komfortzone zu verlassen, aber informiere deinen Therapeuten/deine Therapeutin über deine Ängste und Sorgen. Du darfst das Tempo vorgeben. Immer.

Lasse vergangene Sitzungen noch einmal Revue passieren. Was hast du davon mitgenommen? Wie kannst du das, was du gelernt hast, in deinem Alltag umsetzen?

Sei geduldig und habe realistische Erwartungen. Therapie ist harte Arbeit, und es kann eine Weile dauern, ehe du die Früchte einer positiven Veränderung wahrnimmst.

Denke über das nach, was die Therapie bewirken soll, und arbeite mit deinem Therapeuten/deiner Therapeutin daran, dir Ziele zu setzen.

Vergiss nicht, dass der Therapeut/die Therapeutin da ist, um dir zu helfen, und dass ihm oder ihr dein Wohl am Herzen liegt.

Es ist absolut okay, während einer Therapiesitzung zu weinen.

Sei während der Sitzungen präsent. Mache dir keine Sorgen um die Zeit oder um das, was du sagst.

In der Therapie können viele aufwühlende Gefühle aufkommen. Sei zwischen den Sitzungen nett zu dir selbst und übe dich in Selbstfürsorge.

Was ist in deiner Werkzeugkiste?

Nachdem wir jetzt also meine Werkzeugkiste durchgegangen sind, lade ich dich dazu ein, deine eigene auszustatten. Die Arbeit an unserer psychischen Gesundheit ist häufig erschöpfend und schwer, aber vieles daran kann auch Spaß machen und erfüllend sein, denn Freude zu erlangen ist ebenfalls ein wichtiger Bestandteil davon.

Mein bester Tipp, um deine eigene Werkzeugkiste auszustatten, besteht darin, einfach alles auszuprobieren, denn manchmal werden wir davon überrascht, was in unserem Fall funktionieren kann. In der folgenden Liste kannst du ankreuzen, was du gern in deine Werkzeugkiste aufnehmen möchtest!

- ☐ Zeige Mitgefühl für dich selbst.
- ☐ Lerne, wie du am besten auf dich selbst achtest.
- ☐ Zeige Grenzen auf.
- ☐ Ändere deine negativen Gedanken in positive.
- ☐ Hinterfrage deinen inneren Kritiker.
- ☐ Sorge für gesunde Bewältigungsstrategien.
- ☐ Lerne, dich im Moment zu erden.
- ☐ Rede, schreibe oder weine es dir von der Seele.
- ☐ Beruhige dich.

DENKE DARAN …

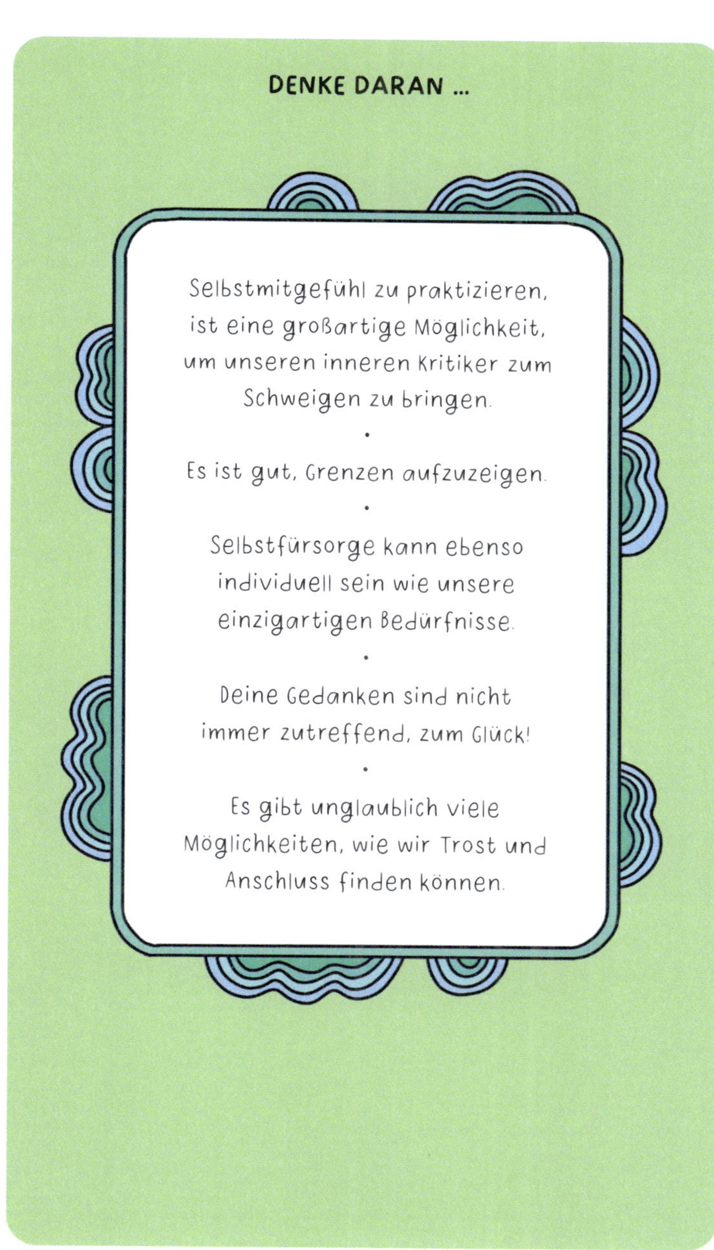

Selbstmitgefühl zu praktizieren, ist eine großartige Möglichkeit, um unseren inneren Kritiker zum Schweigen zu bringen.

•

Es ist gut, Grenzen aufzuzeigen.

•

Selbstfürsorge kann ebenso individuell sein wie unsere einzigartigen Bedürfnisse.

•

Deine Gedanken sind nicht immer zutreffend, zum Glück!

•

Es gibt unglaublich viele Möglichkeiten, wie wir Trost und Anschluss finden können.

Kapitel 4

DER PFAD DER GENESUNG

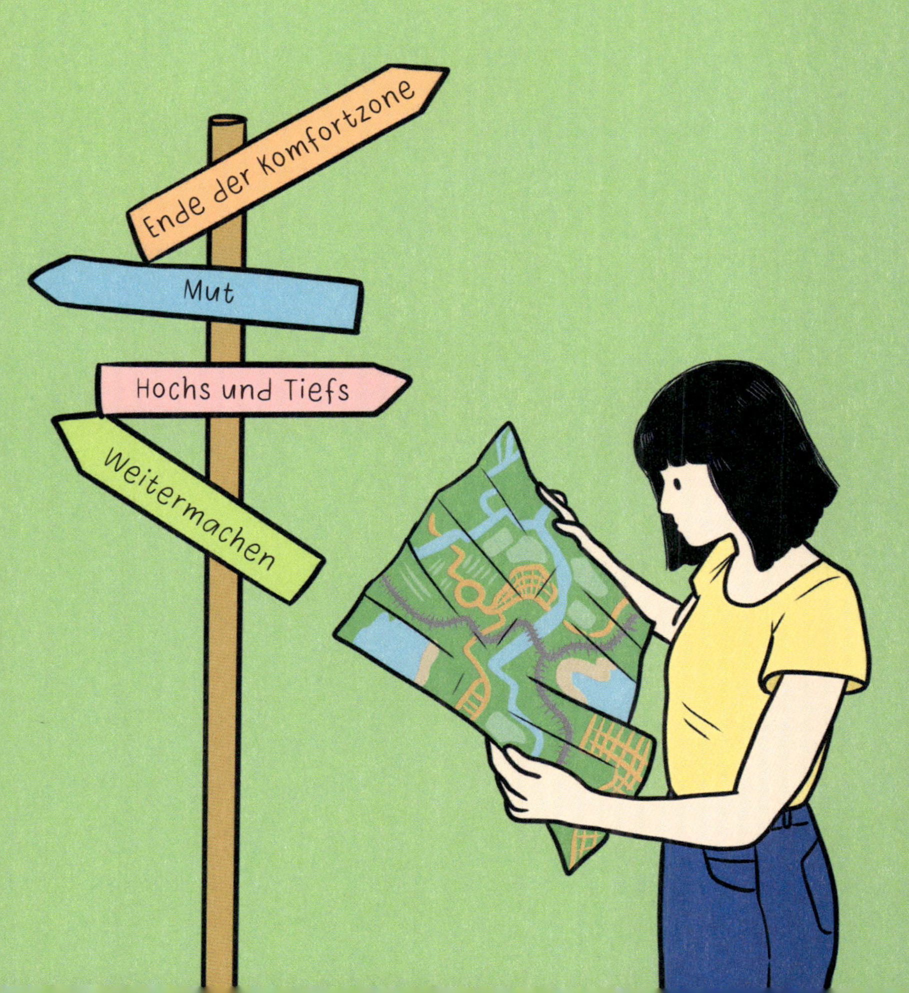
Ende der Komfortzone
Mut
Hochs und Tiefs
Weitermachen

Stress und Heilung

Der Pfad der Genesung verläuft selten kerzengerade – ständig hält das Leben irgendwelche unerwarteten Wendungen für uns bereit und wir müssen mit diesen Herausforderungen zurechtkommen. Leider ist Stress Teil unseres Lebens; das ist eine ganz natürliche Reaktion auf schwierige Situationen. Lang anhaltender Stress kann jedoch unsere Gesundheit beeinträchtigen oder aber uns einen Rückschlag verpassen, während wir uns mit aller Kraft darum bemühen, dass es uns besser geht.

Als jemand, der Probleme damit hat, seine Gefühle zu steuern, ist ein stressiger Tag genau das, was dazu führt, dass ich mich klein auf dem Boden zusammenrolle. Stressmanagement

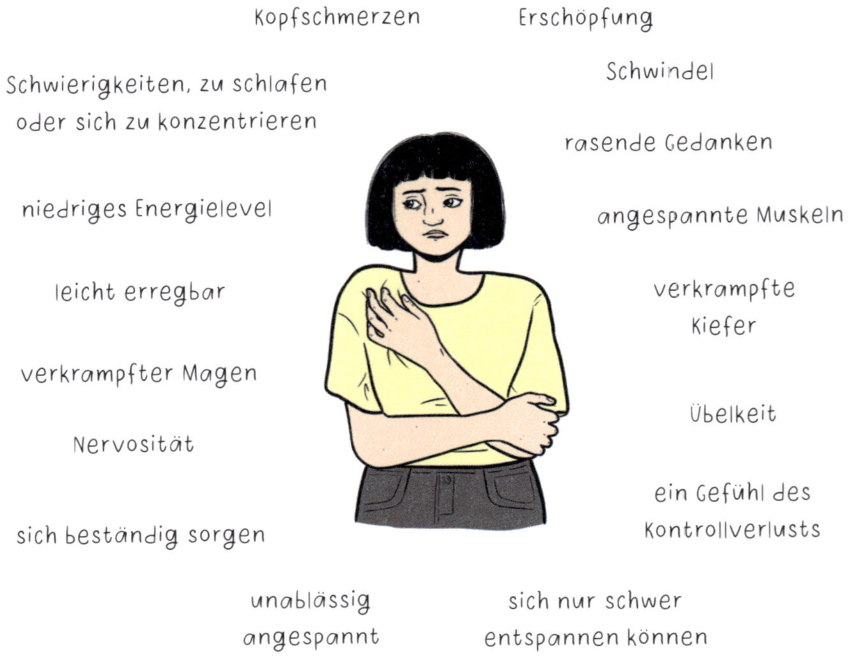

Kopfschmerzen

Erschöpfung

Schwindel

Schwierigkeiten, zu schlafen oder sich zu konzentrieren

rasende Gedanken

niedriges Energielevel

angespannte Muskeln

leicht erregbar

verkrampfte Kiefer

verkrampfter Magen

Übelkeit

Nervosität

ein Gefühl des Kontrollverlusts

sich beständig sorgen

unablässig angespannt

sich nur schwer entspannen können

war bei meiner Therapiebehandlung immer einer der Schwerpunkte, denn in der Vergangenheit hat täglicher Stress mir die Fähigkeit geraubt, überhaupt etwas zu tun. Er triggerte meine Panikattacken und depressiven Phasen und richtete Verheerendes mit meinem Verdauungssystem an, außerdem war mir ständig schwindlig und ich hatte andauernd die Kiefer fest aufeinandergepresst.

In dem Bemühen um eine bessere psychische Gesundheit suchte ich nach Möglichkeiten, wie ich Stress vermeiden konnte, und kam zu der Schlussfolgerung, dass es an der Zeit war, möglichst viele Stress-Trigger aus meinem Leben zu streichen. Bekam ich eine Aufgabe in der Schule, die mir zu erdrückend erschien, ging ich umgehend zu meinem Lehrer oder meiner Lehrerin, sagte ihnen, dass ich mich gestresst fühlte, und bat sie, mir zu helfen, damit ich verstand, was ich tun musste. War ein Tag für mich stressig, dann konnte das aufstapelte dreckige Geschirr in der Spüle oder die Wäsche auf dem Boden auch noch einen Tag länger warten. Hatte ich das Gefühl, dass mein Vormittag zu schnell verging, stand ich eine halbe Stunde früher auf, sodass ich am Morgen in aller Ruhe aufwachen konnte, ohne gleich in Stress und Hektik auszubrechen.

Gehe deine Tagesabläufe und täglichen Aufgaben durch und denke dann einen Moment lang darüber nach, was diesen Stress verursacht. Versuche, ein paar der problemorientierten oder gefühlsorientierten Bewältigungsmechanismen anzuwenden, über die wir im letzten Kapitel gesprochen haben, und verringere oder entferne diese Stressfaktoren oder aber arbeite daran, deine Belastbarkeit zu erhöhen und deine Gefühle zu kontrollieren.

Manchmal können wir den Stress nicht vollständig ausmerzen, aber wir können versuchen, auf Aktivitäten aufzubauen, die uns helfen damit zurechtzukommen, inwiefern er uns beeinflusst. An einem Spätnachmittag, nach einem besonders schwierigen Tag an der Highschool, brachte mir meine Therapeutin bei, wie ich einen Körperscan durchführe. Das ist eine Form der Meditation, die sich hervorragend für Anfänger eignet. Sie bat mich, eine bequeme Haltung im Sitzen einzunehmen, die Augen zu schließen und auf jeden Teil meines Körpers zu achten, von unten bis oben. Ich achtete auf Unwohlsein, Schmerzen oder Spannungen und stellte mir vor, wie ich diese ziehen ließ, während ich weiter durch den Körper scannte. Versuche das einmal selbst:

- Setze oder lege dich bequem hin und schließe die Augen.
- Höre auf deinen Atem.
- Wie fühlen sich deine Füße an? Deine Beine? Dein Bauch?
- Gehe so durch deinen Körper bis zum Scheitelpunkt, achte auf Empfindungen, nimm sie an, und dann lass die Gedanken ziehen.
- Gehe ganz zum Schluss auf deine Gefühle ein. Wie fühlst du dich jetzt gerade?
- Achte dabei erneut auf deinen Atem – und dann lass auch deine Gefühle ziehen.

Ich habe es mir zur Gewohnheit gemacht, immer dann, wenn ich mich gestresst fühle, einen Bodyscan durchzuführen. Stellte ich dabei fest, dass mein Nacken schmerzte, dann erachtete ich diesen Schmerz als eine körperliche Manifestationen meines Stresses und cremte mich mit Tigerbalsam ein oder legte eine heiße Kompresse auf. Mich auf physische Weise um meinen Stress zu kümmern, gibt mir das Gefühl, mehr Kontrolle darüber zu haben.

Es gibt unzählige Möglichkeiten, wie wir Stress entgegenwirken können, und jeder von uns kann hier ganz individuell vorgehen. Es ist hilfreich, mögliche Stressmomente im Vorfeld einzuplanen, noch ehe sie tatsächlich eintreten, um dann, wenn es so weit ist, nicht das Gefühl zu haben, darin festzustecken. Wenn du mehrere Möglichkeiten zur Verfügung hast, wie du dich beruhigen kannst, fühlst du dich besser vorbereitet und kannst besser mit deinen Gefühle umgehen.

STRESSPRÄVENTION

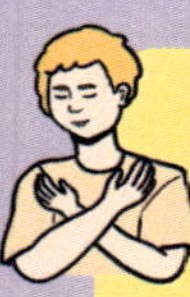

Achte auf deinen Körper, indem du genug schläfst und für ausreichend Essen, Trinken und Bewegung sorgst.

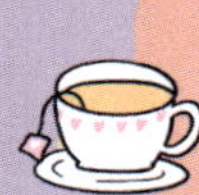

Nimm dir am Ende deines Abends Zeit für einen Moment der Ruhe.

Teile den Stress in deinem Leben in Kategorien ein:

1 Dinge, die mit praktischen Lösungen gelöst werden können.

2 Dinge, die gelöst werden können, indem du jemanden um Hilfe bittest.

3 Und Dinge, die sich deiner Kontrolle entziehen.

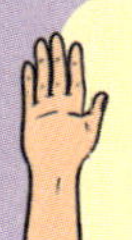

Übe dich darin, zu zusätzlicher Verantwortung Nein zu sagen, wenn du gerade genug mit deinen eigenen Aufgaben zu tun hast.

Organisiere deine Aufgaben, indem du sie aufschreibst. Brich große Aufgaben in kleinere Schritte herunter und ordne sie nach ihrer Wichtigkeit an. Schreibe dir Erinnerungen auf Post-its oder Ähnliches. Finde eine Aufgabenplanung, die für dich funktioniert.

Frage dich: Besteht ein gesundes Gleichgewicht zwischen meinen Pflichten und meinen Freizeitaktivitäten? Sieht mein Zeitplan ausreichend Ruhephasen vor? Was kann ich streichen oder verschieben, um sicherzustellen, dass ich genug Zeit für das habe, worauf ich mich freue?

Sprich mit anderen über deinen Stress und suche nach Hilfe, wenn dir etwas über den Kopf wächst.

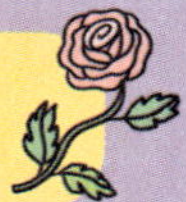

EINFACHE MÖGLICHKEITEN ZUM STRESSABBAU

Führe ein Tagebuch und schreibe auf, wie du dich fühlst.

Begrenze deine Zeit am Bildschirm.

Ändere deine täglichen Abläufe.

Bewege dich.

Nimm achtsame Atemzüge.

Höre beruhigende Musik.

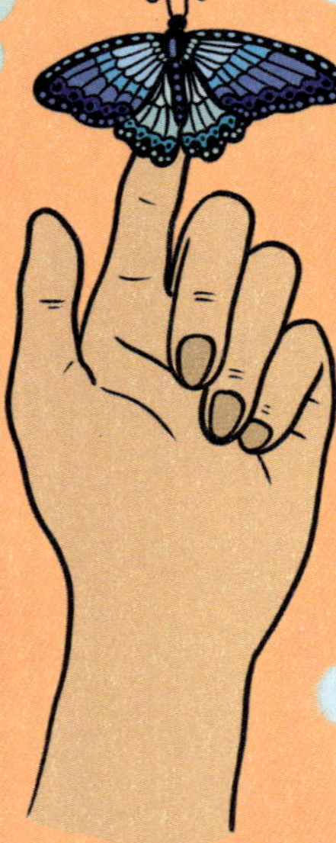

Mache eine geführte Meditation.

Verbinde dich mit Menschen, die du liebst.

Sieh dir etwas an, das dich zum Lachen bringt.

Umarme jemanden.

Mache etwas mit den Händen, male oder häkle etwas.

Mit Produktivitätsrausch zurechtkommen

Hat man dir jemals das Gefühl vermittelt, dass du faul bist? Hast du Mühe, dich zu entspannen und herunterzukommen, weil du eigentlich immer noch mehr machen könntest? Hast du das Gefühl, dass du dich nicht gut fühlen kannst, wenn du »nicht genug geschafft« hast? Fühlst du dich schuldig, wenn du dir Zeit für dich nimmst, weil du stattdessen eigentlich arbeiten oder produktiv sein könntest?

Der Druck, zu viel zu arbeiten, ist in den Stoff gewebt, aus dem unsere Gesellschaft gemacht ist. Nenne es, wie du möchtest – »toxische Produktivität«, »*Hustle Culture*« – sich zu viel aufzubürden und über sich hinauszugehen, ist zur neuen Norm geworden, und diese Erwartungshaltung ist nicht gesund. Wir werden dazu ermutigt, die Produktivität über unsere Work-Life-Balance zu stellen, was zulasten unserer Gesundheit geht. Wissenschaftliche Studien haben immer wieder aufs Neue gezeigt, wie sehr die Fähigkeit eines durchschnittlichen Menschen überschätzt wird, sich anhaltend auf eine Aufgabe zu konzentrieren. Unser Fenster für konzentrierte Produktivität besteht tatsächlich nur aus ein paar aufeinanderfolgenden Stunden. Unser Gehirn arbeitet also am besten in kurzen Abschnitten der Produktivität, doch unsere Terminpläne für Schule oder Arbeit erwarten von uns, dass wir über viele Stunden hinweg und häufig auch an fünf Tagen in der Woche ohne die entsprechenden Pausen an einer Sache arbeiten. Und zu Hause warten dann viele weitere Aufgaben auf uns.

All das kann uns das Gefühl vermitteln, niemals genug zu machen, und manche von uns laufen Gefahr, in einen »Produktivitätsrausch« zu verfallen – unsere mentale Gesundheit außer

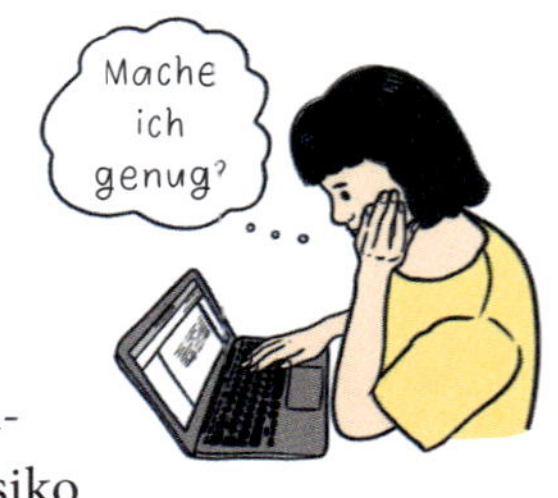

Acht zu lassen, um so viel Zeit wie möglich zu haben und so viel wie möglich zu erledigen. Dadurch, dass wir unseren Verstand und unseren Körper ignorieren, wenn diese uns mitteilen, dass wir langsamer machen müssten, erhöhen wir das Risiko eines Burn-outs oder einer Verschlechterung unseres psychischen Wohlbefindens.

Ich glaube nicht an Faulheit – ich glaube an spezifische Umstände, die uns das Gefühl geben, faul zu sein.

Schaffst du es nicht aufzustehen, weil du faul bist oder weil du das Gefühl hast, ganz erschöpft oder ausgelaugt zu sein?

Schaffst du es nicht, deinen Aufsatz zu schreiben, weil du faul bist oder weil du noch fünf weitere Aufsätze schreiben musst, die dich stressen?

Wir müssen arbeiten, um zu leben, haben aber nicht die vollumfängliche Kontrolle über unsere Zeit oder die Umstände, und daran haben wir manchmal ganz schön zu knabbern. Während es wichtig ist, uns die größte Mühe zu geben und einen Weg zu wählen, der unsere mentale Gesundheit fördert, ist uns dieser Luxus nicht immer vergönnt, oder aber es ist mit viel Ausprobieren und Auf-die-Nase-Fallen verbunden. Wie wir aber unseren eigenen Wert und den von anderen definieren, das können wir sehr wohl kontrollieren. Es ist an der Zeit, uns von dem Konzept zu lösen, dass wir nur als »produktive Mitglieder der Gesellschaft« einen Wert haben, und anfangen, unseren Selbstwert daran auszurichten, was zu unseren tatsächlichen Prioritäten passt. Unsere Existenzberechtigung ist genauso gegeben, wenn wir im Bett sitzen wie wenn wir am Arbeiten sind; wir haben das Recht, uns selbst auch dann gut zu fühlen, wenn wir uns ausruhen und unse-

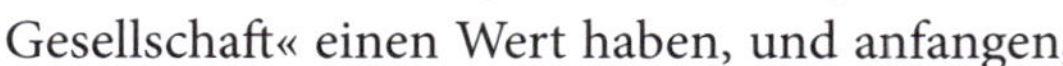

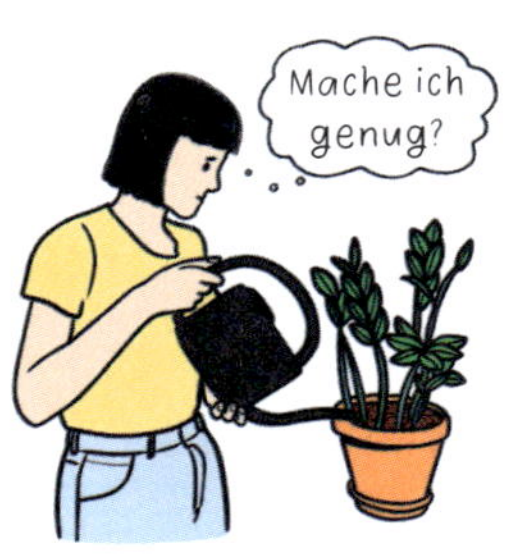

re Batterien aufladen. Wir sollten keine Schuldgefühle empfinden, »weil wir immer mehr machen könnten«. Faulheit und Gefühle der Demotivation sind für gewöhnlich Warnsignale dafür, dass wir uns ausruhen und unsere Prioritäten neu ausrichten müssen.

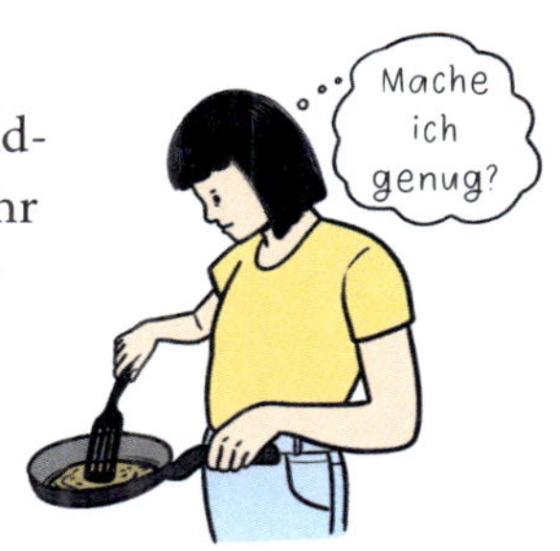

Ich musste etwas Abstand gewinnen und mein Leben unter die Lupe nehmen, und zwar nicht mit dem Fokus auf das, was ich wollen sollte, sondern auf das, was tatsächlich für mich wichtig war. Freunde von mir wechselten an die Uni, was einfach die offenkundige Wahl zu sein schien, aber eine Hochschulbildung war für mich nicht das Wichtigste. Natürlich ist die Vorstellung, Erfolg zu haben, verlockend, aber ich war noch nie besonders ehrgeizig. Mir würde es schon reichen, genug Geld zu verdienen, um über die Runden zu kommen, wenn ich dafür nicht zu viel arbeiten müsste. Allerdings fühlt es sich ganz schön beschämend an, das in einer Welt zuzugeben, in der es als normal erachtet wird, Sechsjährige zu fragen, was sie einmal werden wollen.

Ich versuchte, so beschäftigt wie nur möglich zu sein, als ich mit neunzehn Jahren die Schule verließ, weil ich davon ausging, dass mir das Beschäftigtsein ein Gefühl der Selbstzufriedenheit verleihen würde und meine Zeit sinnvoll genutzt wäre. Als ich mich dann selbstständig gemacht hatte, hatte ich das zwingende Gefühl, dass alles, was ich tat, Geld einbringen musste, also hörte ich auf, aus Spaß zu malen, weil ich es als »Zeitvergeudung« erachtete. Doch dadurch fühlte ich mich nicht besser, sondern schlechter. Ich brauchte das kreative Spielen, weil sich mein psychisches Wohlbefinden dadurch verbesserte. Eine Balance zwischen Arbeit und Freizeit zu finden,

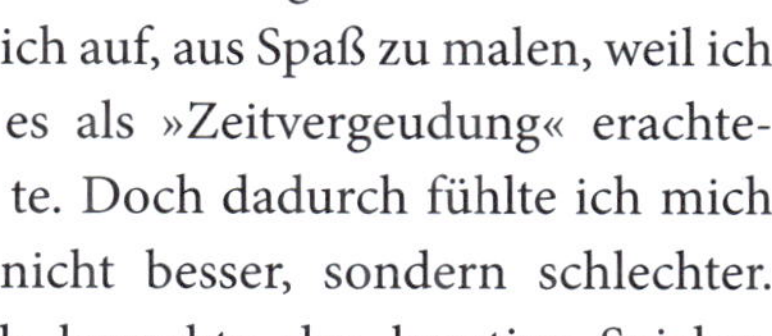

half mir, das Gefühl zu bekommen, dass ich mehr Kontrolle über mein Leben hatte, und indem ich mich um meine mentale Gesundheit kümmerte, wurde das Arbeiten vergnüglicher.

Mein Wert sollte nicht dadurch bestimmt werden, wie beschäftigt ich bin, vielmehr wünsche ich mir ein Leben, das so weit wie möglich von Bürokratie und der »Burn-out-Kultur« entfernt ist – und trotzdem macht mich das noch lange nicht faul. Es ist in Ordnung, wenn man von einem entspannten und nicht von einem vielbeschäftigten Leben träumt. Es ist in Ordnung, keine Musterangestellte zu sein, es ist okay, nicht gern in die Arbeit zu gehen, sondern sich lieber auszuruhen oder Sachen zu machen, auf die man wirklich Lust hat.

Überkommen dich in einem Moment der Ruhe Schuldgefühle, dann denke daran, dass es durchaus produktiv ist, wenn du dich mit deiner mentalen Gesundheit befasst. Sich auszuruhen ist produktiv – dem Wohlbefinden den Vorrang geben ist produktiv. Du musst deine Produktivität nicht mit der von anderen vergleichen, weil wir alle unterschiedliche Werte und Vorstellungen davon haben, wie ein produktiver Tag strukturiert sein sollte. Es ist an der Zeit, Produktivität neu zu definieren als »etwas, das dir das Gefühl verleiht, dass du einen guten, ereignisreichen Tag hattest«.

Du bist keine Maschine, die in diese Welt gesetzt wurde, um bis zum Umfallen zu arbeiten, du bist ein Mensch mit Bedürfnissen und Träumen, die sehr viel mehr als nur eine Karriere umfassen, und darüber hinaus bestimmt deine Produktivität auch keinesfalls deinen Wert.

SO SETZT DU DICH SELBST WENIGER UNTER DRUCK

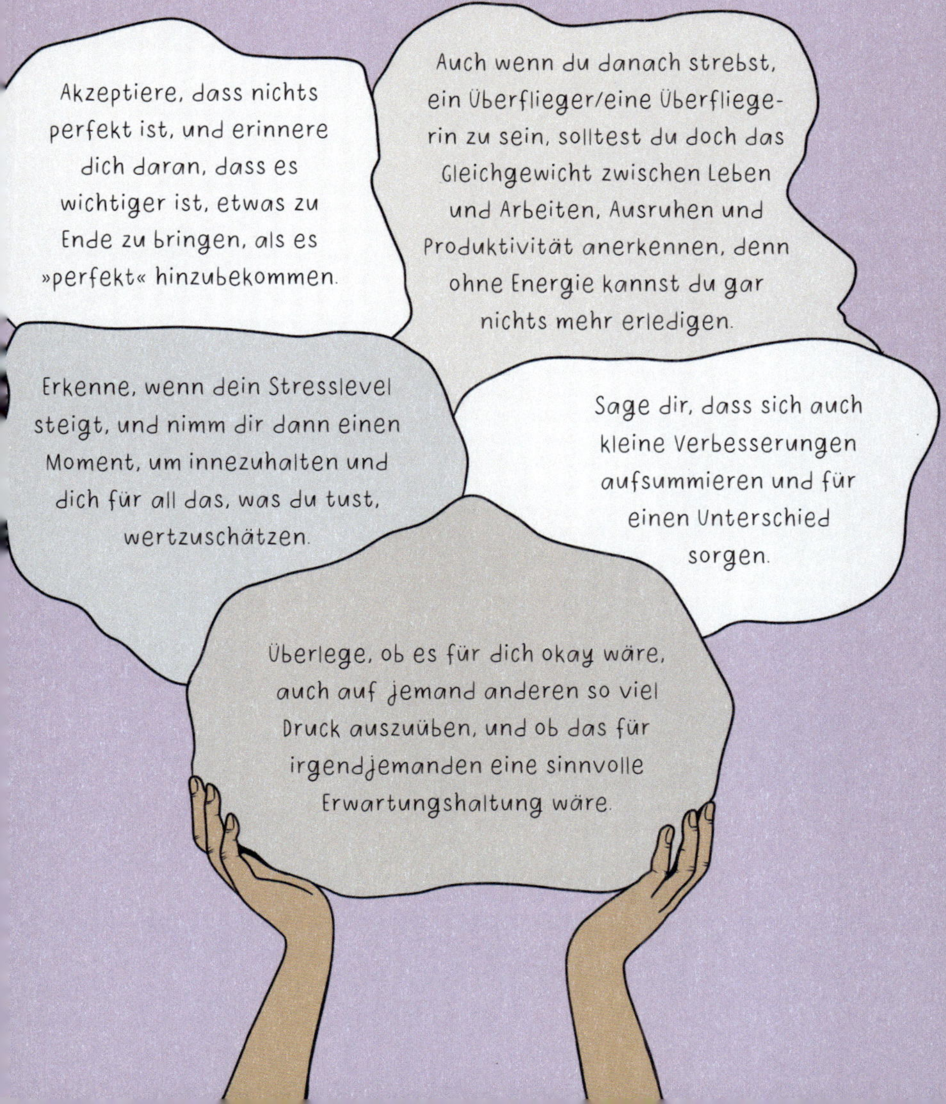

Akzeptiere, dass nichts perfekt ist, und erinnere dich daran, dass es wichtiger ist, etwas zu Ende zu bringen, als es »perfekt« hinzubekommen.

Auch wenn du danach strebst, ein Überflieger/eine Überfliegerin zu sein, solltest du doch das Gleichgewicht zwischen Leben und Arbeiten, Ausruhen und Produktivität anerkennen, denn ohne Energie kannst du gar nichts mehr erledigen.

Erkenne, wenn dein Stresslevel steigt, und nimm dir dann einen Moment, um innezuhalten und dich für all das, was du tust, wertzuschätzen.

Sage dir, dass sich auch kleine Verbesserungen aufsummieren und für einen Unterschied sorgen.

Überlege, ob es für dich okay wäre, auch auf jemand anderen so viel Druck auszuüben, und ob das für irgendjemanden eine sinnvolle Erwartungshaltung wäre.

Ja sagen, wenn ich nicht Ja sagen will

mir manche Dinge nicht erlauben, weil ich sie nicht verdient habe

die Hinweise ignorieren, dass ich eine Pause brauche

aufgeben, wenn ich über eine Schwierig-keit stolpere

entmutigt sein, ehe ich überhaupt angefangen habe

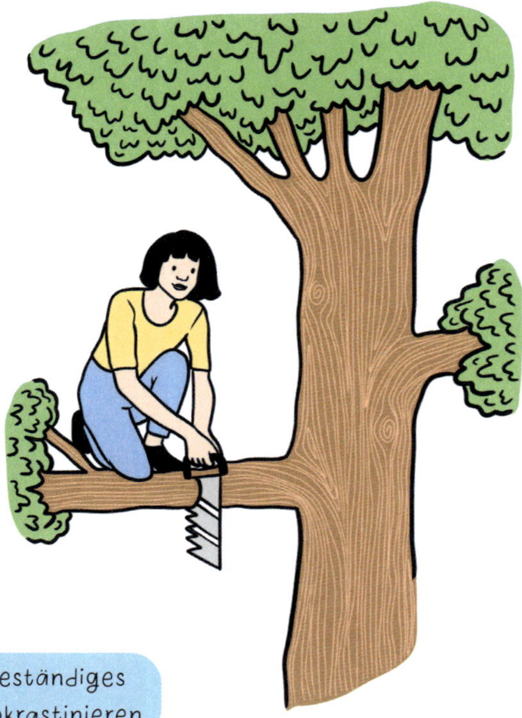

alles immer erst auf den letzten Drücker erledigen

mehr Projekte anfangen, als ich beenden kann

beständiges Prokrastinieren

selbst auferlegte Regeln aufstellen, die zu schwer sind, um sie zu befolgen

überkomplizierte Lösungen für unbedeutende Probleme suchen

Sabotiere ich mich selbst?

Selbstsabotage und ich waren für lange Zeit sehr gute Bekannte. Zunächst erkannte ich gar nicht, dass ich das machte, doch auch als es mir schließlich auffiel, konnte ich nicht damit aufhören. Es fing mit kleinen Dingen an, wie zum Beispiel einen Aufsatz bis zum allerletzten Tag vor mir herzuschieben oder am Abend vor einem wichtigen Tag sehr lange aufzubleiben. An schlechten Tagen ließ ich meine dringend benötigte Therapiesitzung ausfallen, gab zu Beginn eines Monats zu viel Geld aus oder hatte eine »Was soll's?«-Haltung und wendete mich von etwas ab, auf das ich lange hingearbeitet hatte. Ich muss nicht extra erwähnen, dass das auf lange Sicht nicht gut für mein mentales Wohlbefinden war.

Warum aber sabotiere ich mich? Sollte ich nicht danach streben, Erfolg zu haben, und sollte nicht wenigstens ich auf meiner Seite stehen? Das liegt vielleicht daran, dass ich manchmal mit einem niedrigen Selbstwertgefühl zu kämpfen habe und nicht glaube, dass mir Erfolg zusteht. Zu anderen Zeiten lag es vielleicht daran, dass ich nach kleinen Vergnügungen suchte, auch wenn diese zerstörerisch waren, weil das Glück sich nicht einfach einstellte. Durch meine ADHS langweilte ich mich schnell und ich erlag auch schon oft genug meiner Vergnügungssucht, um der Unterstimulierung zu entkommen. Zu anderen Zeiten ließ ich mich zu selbstsabotierendem Verhalten hinreißen, weil die Zukunft ungewiss war, und als letzten Versuch, um die Kontrolle zurückzugewinnen, entschied ich mich fürs Aufgeben, da ein selbstgewähltes Aufgeben immer noch einfacher war, als aufzugeben, weil ich etwas nicht schaffte.

Egal aus welchem Grund wir uns sabotieren, am einfachsten finden wir heraus, weshalb wir das tun, indem wir uns fragen, ob unser aktuelles Verhalten zu unseren Zielen und Werten passt. Manchmal haben wir das Gefühl, wir stecken fest, wir finden keine Motivation, unsere eigenen Bedürfnisse zu erfüllen, und wenn sich das Leben überwältigend anfühlt, kann es schwierig sein, sich das einzugestehen.

ANZEICHEN FÜR SELBSTSABOTAGE

Du zeigst anderen keine Grenzen auf.

Du übst harsche Kritik an dir.

Du bittest nicht um Hilfe und machst auch nicht die notwendigen Pausen.

Du verfolgst unrealistische Ziele oder Erwartungen.

Du hast das Gefühl, in einem selbstzerstörerischen Zyklus festzuhängen.

Du hast das Gefühl, dass dein Leben chaotisch und unorganisiert ist.

Du flüchtest vor negativen Gefühlen.

Du hältst dich selbst zurück.

Du siehst in jeder Situation das Negative.

Fühlen wir uns hilflos, dann ist es manchmal sehr schwer zu erkennen, ob die Muster, die wir entwickelt haben, tatsächlich hilfreich sind oder nicht. Solltest du dir unsicher sein, dann frage dich einfach:

- Verweigere ich mir das Entspannen oder einfache Genüsse, nur um es dann später zu übertreiben?
- Habe ich das Gefühl, die Abläufe in meinem Alltag sollten besser sein?
- Erschaffe ich selbst auferlegte Regeln, die Gefühle der Unzulänglichkeit bei mir hervorrufen?
- Generiere ich mir selbst Stress, indem ich mir mehr auflade, als ich tatsächlich bewältigen kann?

Solltest du feststellen, dass du zu selbstsabotierendem Verhalten neigst, dann ist es an der Zeit herauszufinden, wann das der Fall ist, damit du dich beim nächsten Mal dabei ertappst. Machst du das vielleicht, ohne dir im entscheidenden Moment darüber bewusst zu sein, und falls ja, gibt es Anzeichen, die im Vorfeld darauf hindeuten? Es ist wichtig, ehrlich zu sein, wenn wir unsere Reaktionen auf Stress, Gefühle der Unzulänglichkeit oder Kontrollverlust betrachten. Selbstsabotage rührt häufig von negativen Gedankenmustern her, und sobald wir uns dem Teil von uns zuwenden, der uns sagt, wir hätten nichts Besseres verdient, können wir unser mentales Wohlbefinden verbessern, während wir gleichzeitig die Selbstsabotage beheben.

Begegne ich mir mit der Freundlichkeit, die ich verdient habe?

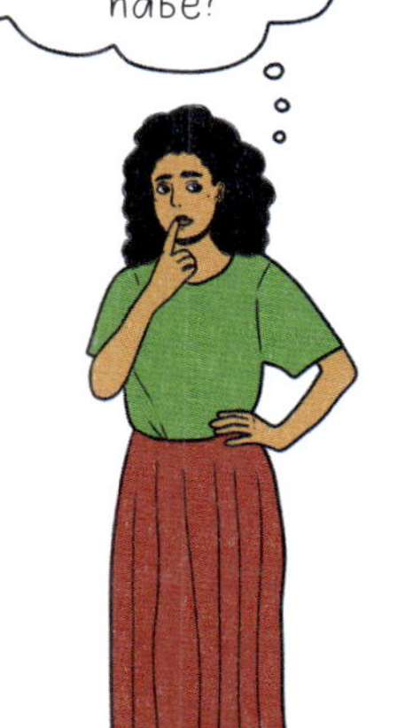

STRATEGIEN ZUR VERMEIDUNG VON SELBSTSABOTAGE

Setze dir keine Ziele, die zu starr oder nicht klar genug definiert sind.

Finde heraus, was du wirklich willst. Begehst du Selbstsabotage oder sagt dir dein Bauchgefühl, dass dieser Job, diese Beziehung etc. nichts mehr für dich ist?

Ersetze eine selbstsabotierende Gewohnheit durch eine positive, mit der du dagegenhältst.

Übe dich in positivem Selbstgespräch, um deine negativen Gedanken zu bekämpfen.

Überlege, wie du dich beruhigen kannst, wenn du den Drang verspürst, dich selbstsabotieren zu müssen.

Deute um, was Versagen für dich bedeutet, und denke daran, dass es zur menschlichen Erfahrung dazugehört.

Frage dich, ob du einer anderen Person gegenüber auch so hart wärst, wenn sie Schwierigkeiten mit der von dir übertragenen Aufgabe hätte?

Bitte einen Freund oder eine Freundin, dich an das zu erinnern, was du wirklich schaffen musst.

Belohne dich, wenn du zu einem gesunden Bewältigungsmechanismus statt zu selbstsabotierendem Verhalten greifst.

Löse dich von den Dingen, die deine Selbstsabotage triggern.

»Ich kann einfach nicht aufhören, mich mit anderen zu vergleichen«

Wir alle haben etwas an uns, das wir gern anders hätten, oder erkennen bei anderen Menschen etwas, das wir selbst gern hätten. Als Kinder fangen wir an, die Unterschiede zwischen uns und anderen wahrzunehmen, doch je älter wir werden, umso mehr beeinflussen diese Vergleiche unser Selbstbewusstsein.

Das Leben ist voller Momente, in denen wir dem Erfolg anderer beiwohnen. Vielleicht scrollen wir an einem kalten Winterabend durch Instagram und stellen dabei fest, dass ein alter Freund dank seines großzügigen Gehalts in ein schickes Penthouse gezogen ist.

Vielleicht gehst du mit Freundinnen essen und eine von ihnen zeigt euch ihren teuren Verlobungsring und erzählt von den Plänen für die Hochzeitsreise. Oder aber du hast Geschwister, mit denen du dein ganzes Leben über verglichen wurdest und die ihr Leben im Griff zu haben scheinen, während das bei dir nicht der Fall ist – und dann überkommt dich wieder dieses Gefühl: dieses unschöne, brodelnde Gefühl der Eifersucht, gefolgt von der Scham, weil du dich nicht genug für sie

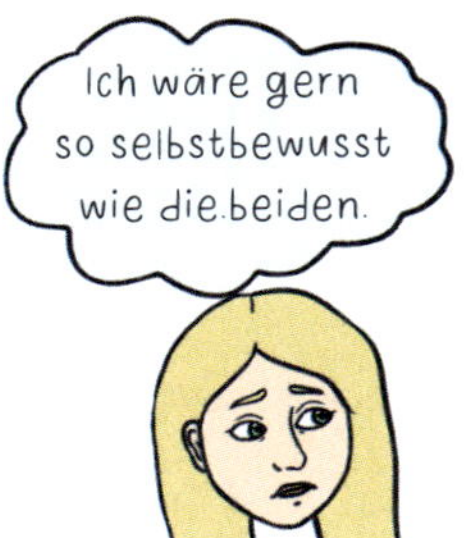

freust und noch dazu selbst das Gefühl der Unzulänglichkeit hast.

Manchmal ist es schwer, sich nicht zu vergleichen. Vergleiche enthüllen drei Dinge über uns selbst: Was wir gern hätten, was uns unserer Meinung nach wirklich fehlt und wie wir Erfolg definieren. Wenn der Vergleich uns dazu inspiriert, nach Möglichkeiten zu suchen, wie wir uns auf gesunde Weise verändern können, kann uns das als Anregung für eine positive Veränderung dienen. Sehr viel häufiger ist der Vergleich jedoch ein Weg, der uns nach unten zieht. Wir sehen, was andere haben und was sie machen, und das gibt uns das Gefühl, das, was wir tun oder haben, wäre nicht genug.

Durch beständiges Vergleichen wird unser Sinn für Selbstwert am schnellsten ausgelöscht, also ist es wichtig, dass wir uns dabei ertappen, wenn wir das machen, damit wir stattdessen nett zu uns selbst sein können.

Wenn du also das nächste Mal in einer Eifersuchtsblase feststeckst, dann versuche Folgendes: Nimm dir einen Zettel oder tippe eine Notiz in dein Handy und gehe diesem Gefühl nach. Analysiere mithilfe folgender Fragen, warum dieses Gefühl auftaucht:

- Kann ich diese Eifersucht in Bewunderung umdeuten? Was mag ich an dieser Person, das mir dieses Gefühl verleiht, und kann ich nicht auch versuchen, sie zu bewundern, ohne mich ihretwegen zu bemitleiden?

Ich wünschte, andere würden mich so selbstverständlich respektieren wie ihn.
Ich hätte gern so viele Freunde wie er.

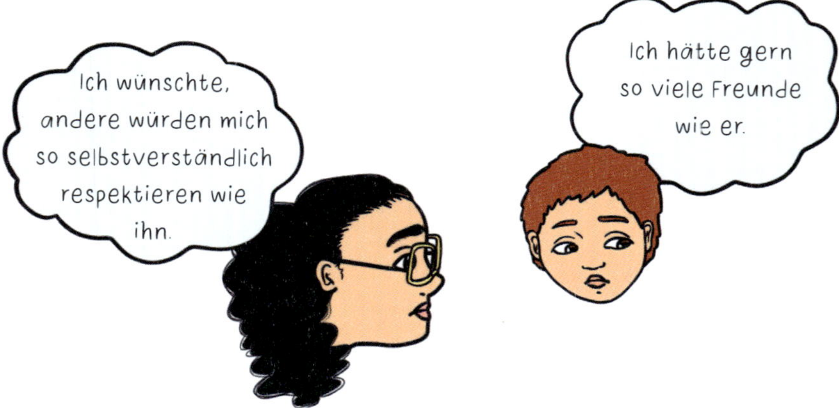

- Bin ich eifersüchtig, weil ich dadurch an meine unerfüllten Bedürfnisse erinnert werde? Wie kann ich dafür sorgen, dass sie erfüllt werden? Habe ich irgendwelche Sehnsüchte, denen ich mich nicht zuwende?
- Bin ich eifersüchtig, weil ich befürchte, ich könnte verlassen werden? Wie kann ich darüber sprechen? Was kann ich tun, damit ich mich in meinen Beziehungen zu anderen sicherer fühle?
- Ist diese Eifersucht meine Intuition, die mir mitteilt, dass ich nicht so geschätzt oder umsorgt werde, wie es sich für mich gut und sicher anfühlen würde? Wurden meine Grenzen respektiert?

Ich wünsche mir, ich hätte irgendetwas Besonderes an mir.

Ich würde mich gern so ausdrücken, wie sie es tut.

Ich würde mir gern das leisten können, was er sich leistet.

Ich wäre gern so hübsch wie sie.

Ich würde die anderen gern so zum Lachen bringen, wie er es tut.
Ich wäre gern weniger wie ich und mehr wie die anderen.

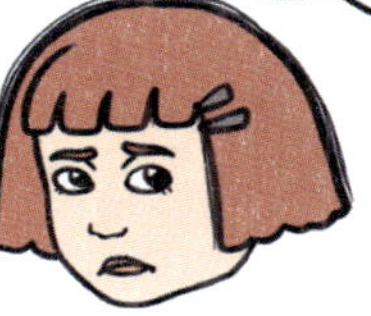

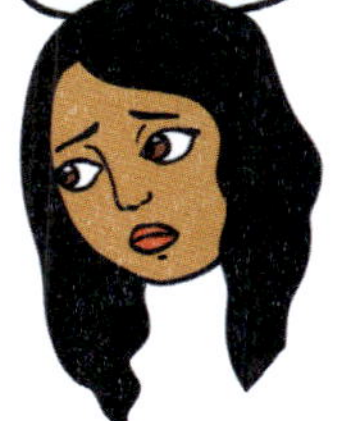

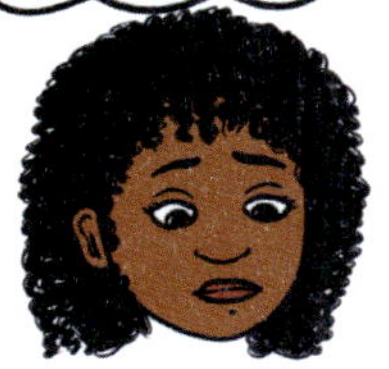

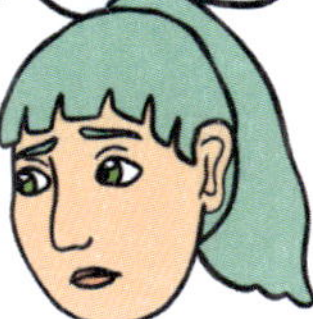

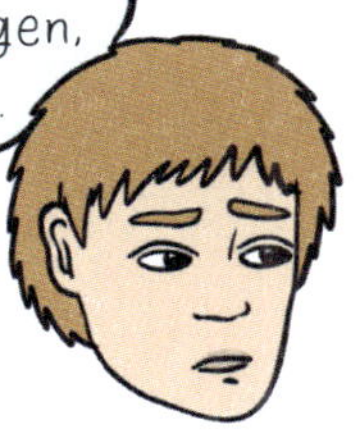

SO HÖRST DU MIT DEM VERGLEICHEN AUF

Notiere dir deine Errungenschaften und feiere sie, egal wie groß oder klein sie sind.

Erinnere dich daran, dass Social Media aus lauter in Szene gesetzten, bearbeiteten Momenten besteht und die Menschen nur ihre besten Momente teilen. Niemand teilt in seinem Feed mit, was bei ihm schiefläuft.

Vergiss nicht, dass wir dazu neigen, das Beste der anderen mit dem Schlimmsten von uns selbst zu vergleichen.

Denke daran, dass auch der Mensch, mit dem du dich vergleichst, eigene Unsicherheiten hat.

Verschiebe deinen Fokus auf die Dinge, für die du dankbar bist, und auf die Ziele und Träume, die du verwirklichen willst.

Denke daran, wie besonders und einzigartig du bist und dass es auf dieser Welt niemanden gibt, der genauso ist wie du.

Rede mit jemandem darüber. Du wirst überrascht sein, wie viele andere dieses Gefühl auch haben.

Wende dich von Menschen und Situationen ab, die dir ein Gefühl von Minderwertigkeit geben. Konzentriere dich stattdessen auf die Selbstfürsorge.

Mache dir Komplimente, wie du auch anderen Menschen Komplimente machen würdest, fange an, deine besten Eigenschaften wahrzunehmen und zu artikulieren.

Lobe dich dafür, wie viel du schon geschafft hast und wie viel du in deinem Leben schon gewachsen bist.

Social Media und Einsamkeit

Mein erstes Handy war der Ziegelstein von Nokia, den ich zum Telefonieren, einer gelegentlichen SMS und für das verpixelte Snake-Spiel genutzt habe. Als dann Instagram auftauchte, luden meine Freunde und ich es herunter, und es war ein spaßiger, unbekümmerter Zeitvertreib. Wir haben lustige Fotos hochgeladen, für die wir drei Likes bekamen, und benutzten es, um uns mit engen Freunden und Freundinnen zu vernetzen. Unsere Feeds waren nicht voller Influencer, bearbeiteter Fotos, Markennamen und Werbung.

Social Media sieht heute anders aus und ist nicht dazu designt, für lang anhaltende Glücksgefühle zu sorgen – vielmehr ist das Gegenteil der Fall. Es ist so konzipiert, dass es an einen Spielautomaten erinnert, doch statt einen Hebel nach unten zu ziehen, swipen wir, um unsere Seite neu zu laden. Manchmal stolpern wir so über eine interessante Info, die unserem Gehirn einen Dopaminstoß verpasst. Dopamin teilt unserem Gehirn mit, was wir unbedingt wiederholen sollten.

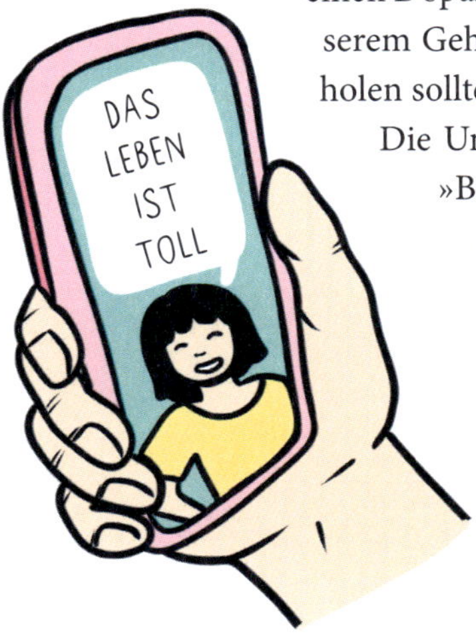

Die Unvorhersehbarkeit dieser möglichen »Belohnung« lässt uns immer wieder dorthin zurückkehren. Und inzwischen verfügen ganz viele Apps über dieses »*Infinite Scrolling*«, dieses endlose Scrollen, was ein regelrechter Zeitfresser für uns ist, ohne dass wir das überhaupt bemerken. Das Entfernen der natürlichen Endpunkte dient den

Social-Media-Gesellschaften dazu, unsere Aufmerksamkeit an Werbetreibende zu verkaufen. Allerdings kann es uns auch das Gefühl vermitteln, dass wir uns nicht mehr davon lösen können, was wiederum zu einer Abhängigkeit führen kann – eine erschreckende Realität.

Dazu kommt, dass die manipulierten Fotos von »idealen« Körpern und luxuriösem Leben unserem Selbstwertgefühl möglicherweise einen heftigen Dämpfer verpassen. Viele Untersuchungen zeigen, dass eine Rekordzahl von Teenagern mit ihrem Körper unzufrieden ist – aber wie sollte das auch anders sein, wo sie doch beständig mit diesem Zeug bombardiert werden? Als Kind verglich ich mich mit den hübschen Mädchen in meiner Klassenstufe. Jetzt habe ich die Gelegenheit, mich mit bearbeiteten Fotos von Influencerinnen zu vergleichen, die selbst nicht mit diesem Ideal mithalten, wenn sie sich nicht in Szene setzen, den Bauch einziehen oder Facetune verwenden.

Selbst wenn es einem gelingen sollte, sich all dem zu entziehen, verleiht einem schon allein die Tatsache, zu sehen, wie sehr Freunde und Freundinnen ihr Leben mit sorgfältig ausgewählten, wunderschönen Fotos in der Onlinewelt präsentieren – während man selbst nach einem langen, schwierigen Tag im Bett liegt –, wirklich das Gefühl, als würde man sein eigenes Leben vergeuden, während man anderen dabei zusieht, wie sie Spaß haben. Kurz, man kann sich dabei ganz schön allein fühlen.

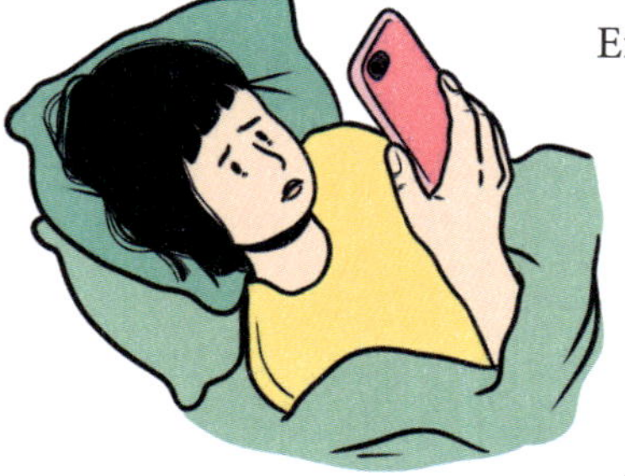

Einmal habe ich durch mein Handy gescrollt und gesehen, dass meine Freunde sich zu einem Spieleabend getroffen hatten, ohne mich dazu einzuladen, also fühlte ich mich ausgeschlossen und rief sie tränenüberströmt via Facetime an. Sie waren verwirrt und sagten: »Aber du

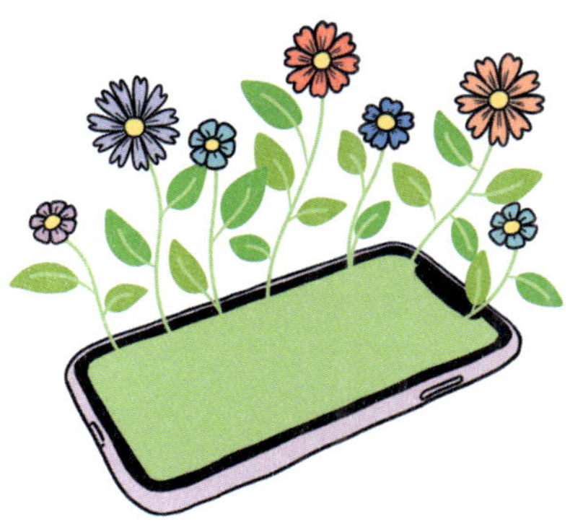

magst doch gar keine Brettspiele.« Woraufhin ich kurz schwieg, ehe ich antwortete: »Ja, schon, aber es wäre trotzdem nett gewesen, wenn ihr mich eingeladen hättet.« Ich wäre vermutlich nicht hingegangen, aber ich konnte mich einfach des Gefühls nicht erwehren, dass sie ohne mich mehr Spaß hatten. Hätte ich das nicht auf Social Media gesehen, hätte ich einen ganz entspannten Abend zu Hause gehabt. So war ich stattdessen mit einer ordentlichen Portion Einsamkeit und FOMO *(Fear of Missing Out)* konfrontiert. Häufig scherzen meine Freunde und ich über den Grad meiner FOMO, doch ich habe festgestellt, dass das Alleinsein ein starker Trigger für mich ist, und ich mich dann unnütz fühle und in eine Abwärtsspirale hinunterziehen lasse.

In Gegenwart von anderen fühle ich mich am meisten wie ich selbst, doch ganz besonders stolz fühle ich mich dann, wenn ich auf Social Media Lob oder Likes von anderen bekomme, weil diese unverzügliche Belohnung Futter für mein Gehirn ist. Als mir das klar wurde, wühlte mich das sehr auf, und damit dem nicht länger so war, erstellte ich eine Liste mit Dingen, die ich mir in diesen Momenten in Erinnerung rufen sollte:

- Ich muss dringend mehr Abstand zu Social Media gewinnen.
- Ich muss an erfüllende Dinge denken, wenn ich allein bin.

SO KANN SICH FOMO ANFÜHLEN

Du bist besorgt, dass du eine bedeutende menschliche Grunderfahrung verpassen könntest, die »alle anderen machen«.

Du bist besorgt, dass deine Freunde dich nicht mehr mögen, wenn sie mal was ohne dich machen.

Du verspürst Bedauern, wenn du zu etwas Nein sagst und fürchtest, du könntest etwas verpassen.

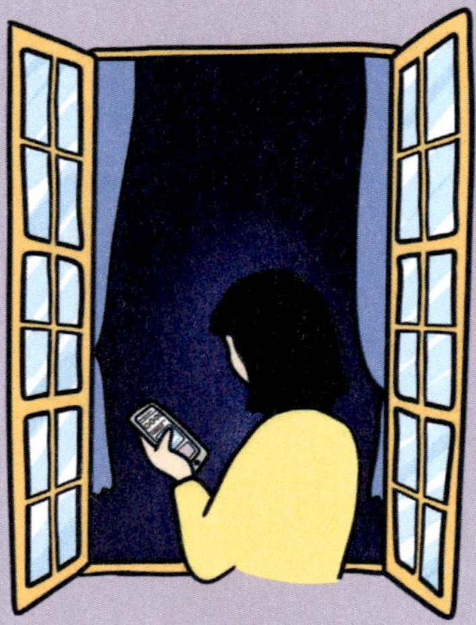

Du fühlst dich unsicher, wenn du mitbekommst, dass andere ohne dich Spaß haben.

Du sagst Ja zu etwas, auf das du keine Lust hast, weil es sich schlimmer anfühlt, nicht mit einbezogen zu werden.

Du konzentrierst dich beständig auf das, was dir fehlt, statt auf die Dinge zu achten, die du hast.

Du hast das Gefühl, im Leben »nicht am rechten Platz zu sein«.

- Ich muss daran arbeiten, dass meine innere Wertschätzung wichtiger ist als Lob von anderen.
- Ich muss eine konstruktivere Social-Media-Erfahrung wählen.
- Ich muss darauf vertrauen, dass meine Freunde mich mögen, auch dann, wenn ich nicht da bin.
- Ich habe hart daran gearbeitet, auch im Alleinsein Zufriedenheit zu empfinden.

Manchmal lehne ich es ab, Freunde zu treffen, damit ich das Alleinsein üben kann, ohne mir Sorgen darum zu machen, was ich dann alles verpasse. Ich mache Fotos und lasse sie ausdrucken, um eine physische Erinnerung zu haben, ohne dass ich sie auf Social Media poste, wo jeder sie sehen kann. Ich versuche mein Bestes, Social Media als ein Medium zu erachten, wie ich mit Freunden und Freundinnen in Kontakt bleiben kann, statt es als ein Highlight-Reel meiner Errungenschaften und besten Selfies anzusehen.

Negative Gefühle können uns als Hinweis dienen, dass sich etwas ändern muss. Fühlst du dich leer oder einsam, nachdem du auf Social Media unterwegs warst, dann ist es vermutlich an der Zeit, dass du Social Media anders nutzt. Vergiss nicht, dass bei Social Media häufig alles in Szene gesetzt wird, das hilft dir womöglich dabei, wenn du wieder einmal Vergleiche anstellst. Verbringst du weniger Zeit online, dann erkennst du vielleicht all die Dinge, die abgesehen davon wichtig für dich sind. Solltest du befürchten, von Social Media abhängig zu sein, dann bist du damit nicht allein. Unter »Nützliche Links« erfährst du mehr darüber.

Folge Menschen, die dich inspirieren, dich unterstützen und mit denen du dich identifizieren kannst.

Stelle Erfahrungen im echten Leben über die aus der Online-Welt.

Löse dich von Menschen, die dir das Gefühl geben, minderwertig zu sein, oder die dich aufwühlen.

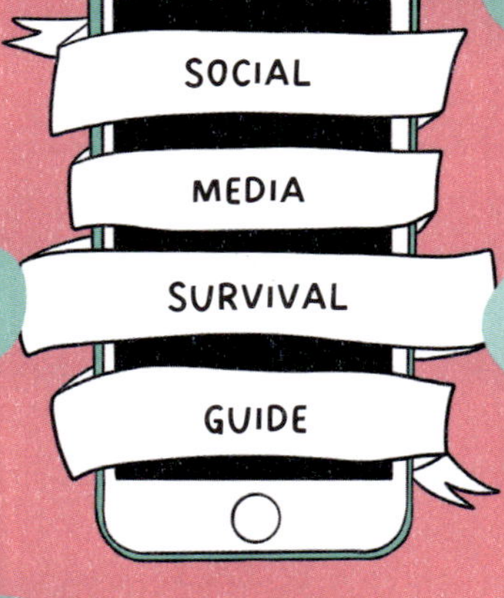

Beschränke deine Zeit am Bildschirm.

Suche nach positiven Orten im Online-Universum.

Suche nicht nach Inhalten, die dich aufregen.

Beginne oder beende deinen Tag nicht damit, durch dein Handy zu scrollen.

Erinnere dich daran, dass vieles auf Social Media stark überarbeitet wird.

Beziehungen und psychische Erkrankung

Eine gute Beziehung kann zu einer Verbesserung unseres psychischen Wohlbefindens beitragen. Die Unterstützung, die wir durch eine positive platonische, familiäre oder emotionale Beziehung erhalten, verleiht uns Sicherheit und ein Gefühl der Zugehörigkeit.

Allerdings können unbeständige oder schmerzhafte Beziehungen unsere psychische Erkrankung verschlimmern und unser psychisches Wohlbefinden kann sich auf die Dynamik einer jeden Beziehung auswirken.

Mit siebzehn Jahren traf ich einen besonderen Menschen; er kam aus Amerika, war für ein Austauschjahr hier und zum ersten Mal in meinem Leben spürte ich das Ziehen eines sehnsüchtigen Verlangens in mir.

Als sich das Austauschjahr dem Ende neigte, war ich am Boden zerstört. Er wäre gern in Schweden geblieben, doch er wusste nicht, wo er wohnen sollte – ich war überrascht, als meine

Wie könnte mich jemand lieben, wo ich doch so verkorkst bin?

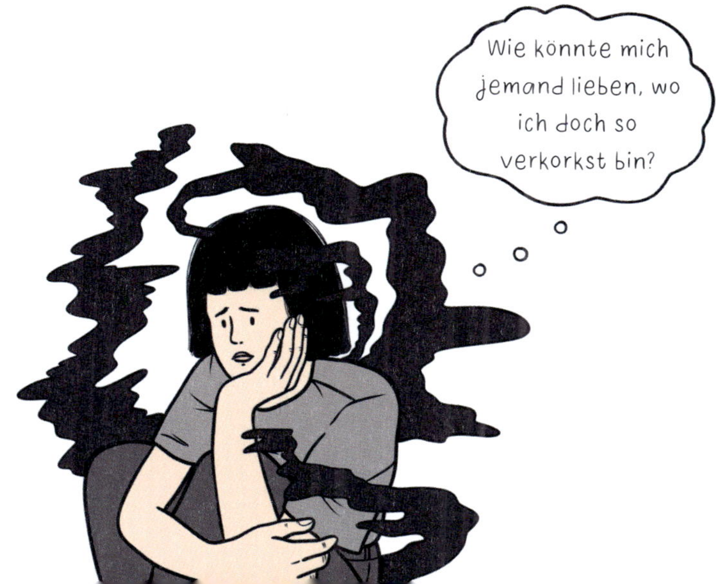

WIE MAN MIT PSYCHISCHER ERKRANKGUNG DATET

Sei offen und ehrlich mit dem, was du gerade durchmachst, wenn du nach einer längerfristigen Beziehung suchst.

Ermutige deinen Partner/deine Partnerin, sich über das zu informieren, was du gerade durchmachst, damit er oder sie besser versteht, wie man dich auf deiner Reise am besten unterstützen kann.

Achte darauf, dass deine psychische Gesundheit Vorrang hat, und arbeite unabhängig von der Beziehung als Individuum an dir.

Sorge dafür, dass mehrere Menschen dir auf unterschiedliche Weise helfen, damit du nicht einzig auf deinen Partner/deine Partnerin als Unterstützung baust.

Sollte das Daten oder eine Paarbeziehung negative Gefühle bei dir hervorrufen oder dir Stress bereiten, dann überlege, ob du damit nicht so lange warten willst, bis du dich bereit dafür fühlst.

Denke daran, dass psychische Erkrankungen dich nicht unfähig für Liebe und bedeutungsvolle Beziehungen machen und du diese deswegen auch nicht weniger verdienst.

Bei psychischen Erkrankungen müssen du und dein Partner/deine Partnerin akzeptieren, dass es nicht immer ein gleichwertiges Geben und Nehmen sein wird. Manchmal wirst du nicht genug Energie haben, um geben zu können.

Mutter vorschlug, er solle doch bei uns bleiben. Und das machte er: Wir lebten in meinem Elternhaus, bis wir unsere eigene Wohnung bekamen.

Jemanden zu lieben, ist wirklich etwas ganz Besonderes: eine Liebe, bei der du das Gefühl hast, alles hätte zu diesem ersten Aufeinandertreffen geführt, eine Liebe, die ein Kissen gegen die Härte der Welt ist und alles sehr viel erträglicher macht.

Ich wusste nicht, wie psychische Probleme und Liebe in meinem Gehirn zusammenpassen würden, doch es stellte sich heraus, dass das ganz schön intensiv sein kann. Das Serotonin der Liebe machte süchtig, und ich hätte alles getan, um diese Liebe zu schützen. Ich war ängstlich, mein Selbstwertgefühl war am Boden und häufig fragte ich mich, ob meine Überempfindlichkeit und meine Stimmungsschwankungen ihn nicht vertreiben würden. Auch in einer Freundschaft fühlt sich eine psychische Erkrankung wie ein fünftes Rad am Wagen an, eine einsame dunkle Wolke an einem ansonsten blauen Himmel, und machte es mir mitunter ziemlich schwer, eine gute Freundin zu sein. Es ist schwierig, für andere da zu sein, wenn man sich selbst kaum über Wasser halten kann, und im Nehmen und Geben innerhalb einer Beziehung kann die psychische Erkrankung einem das Gefühl vermitteln, völlig leer zu sein – du suchst in deinem Inneren, findest dort aber nichts, was du einem geliebten Menschen geben könntest, der deine Unterstützung braucht.

Ich mutete meinem Partner viel zu, weil ich jung war und all diese Gefühle hatte und weil da endlich jemand war, von dem ich glaubte, ich könnte alles mit ihm teilen. Dennoch fragte die leise Stimme in meinem Hinterkopf unablässig: »Wie lange wird er wohl mit mir zurechtkommen?« Wenn es mich schon erschöpft, Zeit allein mit meinen Gedanken zu verbringen, wie erschöpft muss er dann sein, wenn ich davon erzähle? Nie gab er mir das Gefühl, mit mir wäre etwas falsch oder ich wäre eine Last, aber da ich unsere Beziehung so sehr schätzte, beschloss ich, aktiv daran zu arbeiten, eine gesunde Beziehung aufrechtzuerhalten und eine Partnerin zu sein, die ein ebenbürtiges Nehmen und Geben zustande brachte.

Menschen mit psychischen Erkrankungen werden häufiger Opfer von Gewalt und Missbrauch als die breite Masse. Leider wachsen viele Menschen ohne den Luxus auf, schon als Kinder von gesunden Beziehungen umgeben zu sein, und so erreichen sie das Erwachsenenalter, ohne ein klares Beispiel dafür zu haben, wie eine gesunde, partnerschaftlich unterstützende Beziehung aussehen und sich anfühlen sollte.

Das könnte einen Menschen verletzlich oder empfänglich dafür machen, als Teenager oder im Erwachsenenalter in einer toxischen oder missbräuchlichen Beziehung zu landen. Fehlt es uns an Grenzen und Selbstrespekt, wird das von anderen womöglich ausgenutzt.

Psychische Erkrankungen können eine Hürde für unsere Beziehungen darstellen, und um diese zu überwinden, müssen wir zunächst eine Beziehung zu uns selbst aufbauen, jenseits aller anderen Verbindungen. Das soll nicht heißen, dass es keinen Raum gäbe, um zusammen mit Freunden, Familienangehörigen oder einem festen Partner/einer festen Partnerin zu arbeiten, allerdings ist ein eigenes festes Fundament dafür unablässig.

Ich glaube nicht, dass man sich selbst lieben muss, um andere lieben zu können. Selbstliebe kann schwer und kompliziert sein, und es kann lange dauern, bis man an diesen Punkt kommt. Es ist jedoch absolut unverzichtbar, Grenzen aufzeigen zu können und sich selbst als jemanden zu sehen, der es verdient hat, freundlich und respektvoll behandelt zu werden, und seine Bedürfnisse und Wünsche zu kommunizieren – ansonsten akzeptieren wir womöglich ein Verhalten, das schädlich für uns und unsere psychische Gesundheit ist. Wenn du bei jemandem kein gutes Gefühl hast oder dich nicht unterstützt fühlst, dann verdient diese Person keinen Platz in deinem Leben.

RED FLAGS IN BEZIEHUNGEN

- Deine Grenzen werden überschritten.
- Während eines Streits wirst du angeschrien, beleidigt oder unsanft angepackt.
- Du fühlst dich erschöpft, wenn du Zeit mit dem- oder derjenigen verbracht hast.
- Eure Ziele passen nicht zusammen.
- Du wirst niedergemacht, was als unschuldiges Necken abgetan wird.
- Die anderen können nicht auf gesunde Weise kommunizieren.
- Sie verlassen sich auf dich als einzige emotionale Unterstützung.
- Du wirst kontrolliert.
- Es fehlt an Vertrauen in der Beziehung.
- Du fühlst dich häufig nicht respektiert.

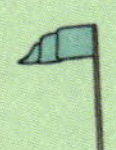

GREEN FLAGS IN BEZIEHUNGEN

- Du fühlst dich gehört, verstanden und unterstützt.
- Du hast das Gefühl, durchaus auch mal anderer Meinung zu sein zu können.
- Ihr geht Probleme als Team an.
- Die anderen Menschen zeigen dir, dass sie dich lieben.
- Sie können ihre Gefühle auf gesunde Weise ausdrücken.
- Sie sind zuverlässig und du bist ihnen wichtig.
- Sie respektieren deine Grenzen.
- Es fühlt sich einfach an, sie zu lieben und von ihnen geliebt zu werden.
- Ihr habt ähnliche Werte und Ziele.
- Ihr wachst sowohl als Paar wie auch als Individuen.
- Ihr habt Spaß zusammen.

Trauer und Verlust

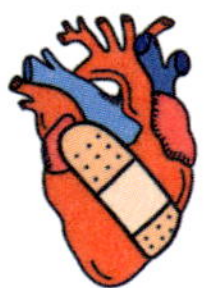

Dieses Kapitel handelt von Erfahrungen mit Trauer und Tod. Sollte das gerade zu viel für dich sein, dann blättere weiter zum nächsten Kapitel.

Von allen schwierigen Erfahrungen im Leben ist der Verlust von jemandem oder etwas Wichtigem eine der schlimmsten. Leid ist der Preis, den wir für Liebe bezahlen – Trauer ist Liebe, die nirgendwo mehr hinkann. Und ich habe noch keinen Schmerz kennengelernt, der genauso stark ist wie das Sehnen nach jemandem, der nicht mehr da ist. Ich wurde nicht mit Verlust konfrontiert, bis ich zwanzig war, und dann starb mein Großvater an einem schnellen, aggressiven Bauchspeicheldrüsenkrebs. Da mich die Angst vor dem Tod und das Konzept der Sterblichkeit vollkommen erstarren ließen, zog seine Krankheit wie ein verschwommenes Geschehen an mir vorbei. Nur daran, wie er auf diesem Ledersofa saß, sehr viel schwächer als zuvor, und dass er sich »I dont't want to fade away« von Bruce Springsteen auf dem Plattenspieler anhörte, kann ich mich noch lebhaft erinnern – und dass ich mich fragte, ob er wohl wusste, was diese Worte bedeuteten. An dem Tag, an dem er sterben sollte, besuchte ich ihn im Krankenhaus und war untröstlich, weil ich irgendwie wusste, dass ich ihn zum letzten Mal sah, aber ich wollte nicht darüber sprechen oder darüber nachdenken. Seinen letzten Atemzug nahm er drei Tage vor meinem Geburtstag, und es fühlte sich eigenartig und sinnlos an, ihn zu feiern.

Herz-
schmerz
und
verlorene
Freund-
schaften
Mein Leben
und wer
ich war,
ehe ich
krank wurde
Fehlgeburt,
Totgeburt
oder
Träume von
unerfüllter
Elternschaft

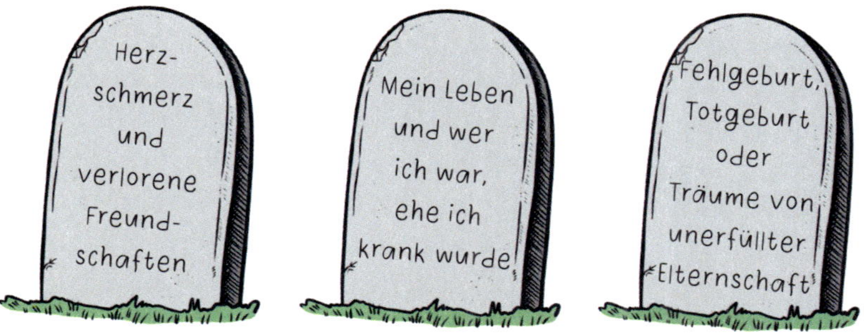

Ich hatte nicht mit meiner Reaktion auf die Trauer gerechnet. Ich zog mich in mich selbst zurück, wie ein Einsiedlerkrebs, der sich in seine Hartschale zurückzieht. Ich wollte meine Trauer mit niemandem teilen und auch an keiner Zeremonie zur Trauerbewältigung teilnehmen. Meine Trauer war schmerzhaft, doch die Trauer meiner Familie zu sehen, war zehnmal schlimmer. Es erdrückte mich, war wie ein großes schwarzes Loch in jedem Zimmer, eine kollektive Last, die keiner von uns richtig ablegen konnte. Die Abwesenheit eines Menschen änderte alles, für immer. Doch so schmerzhaft meine Trauer war, sie war gleichzeitig auch heilig – es war eine Stärke, die mich mit jemandem verband, der das Reich der Lebenden verlassen hatte, war eine Erinnerung an ihn. Trauer ist so komplex, weil der Tod so unverständlich für uns ist.

Um meinen verstorbenen Großvater zu trauern, machte mir bewusst, dass ich auch zuvor schon getrauert hatte, viele Male. Denn Trauer wird nicht nur dann empfunden, wenn ein geliebter

Verlust
von Glaube,
Identität
oder Ge-
meinschaft
Deine
finanzielle
Stabilität
oder
deinen Job
verlieren
Verlust
von
Sicherheit
nach
einem
Trauma

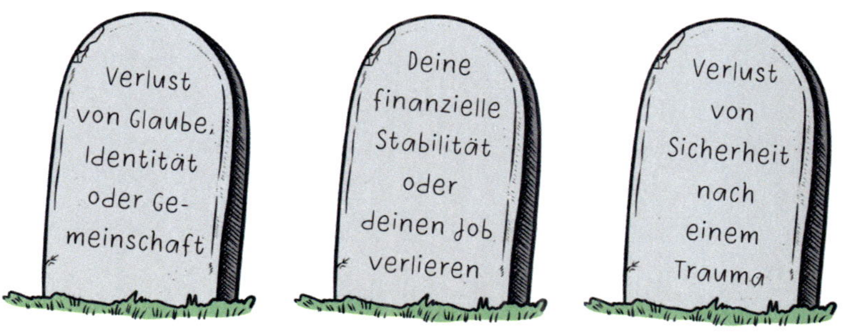

Mensch stirbt, sie manifestiert sich auch dann, wenn eine Beziehung beendet wird oder wir etwas verlieren, das uns wichtig war.

In Sachen Trauer gibt es kein Richtig oder Falsch. Es ist okay, wenn du jeden Tag weinst, aber es ist genauso okay, wenn du überhaupt nicht weinst. Es ist in Ordnung, wenn du oft darüber sprechen oder wenn du es ganz für dich allein verarbeiten willst. Ich fragte mich: »Wann hört es auf, so sehr weh zu tun, wann geht die Trauer wieder weg?« Mit der Zeit wurde mir jedoch bewusst, dass Trauer nicht wirklich weggeht. Man kommt nicht mal eben so darüber hinweg, dass man jemanden verloren hat, dieser Verlust macht sich vielmehr immer wieder dann bemerkbar, wenn uns etwas an diese Menschen erinnert: Wenn ihr Geburtstag bevorsteht, wenn sich etwas Neues in unserem Leben ereignet und wir ihnen gern davon erzählen würden.

Genau wie wir jemanden nicht wieder zurückholen können, können wir die Trauer nicht gänzlich ausradieren. Doch aus den Tagen werden Wochen, dann Monate und Jahre, und wir gewöhnen uns langsam an dieses Fehlen. Das Leben geht weiter und eines Tages denken wir an diese Menschen und stellen fest, dass die Erinnerung nicht mit einem Schlag in die Magengrube einhergeht, sondern wie eine angenehme, ferne Erinnerung ist. Wir lernen, unsere Trauer zu würdigen und mit ihr zu leben.

Doch bis es so weit ist, solange die Trauer noch frisch und alles verzehrend ist, ist es wichtig, uns um unser emotionales Wohlbefinden zu kümmern. Trauern ist ein natürlicher Prozess, aber wir können uns auf diesem Weg unterstützen, es uns etwas einfacher machen, die ersten Phasen zu durchleben, in denen es sich ganz besonders schwierig anfühlt. Obwohl dieser Kummer äußerst schmerzhaft sein kann, gibt es einen Unterschied zwischen Kummer und Depression, und wenn dein Kummer sich auf deinen Schlaf und Appetit auswirkt, wenn er dir das Gefühl gibt, dass

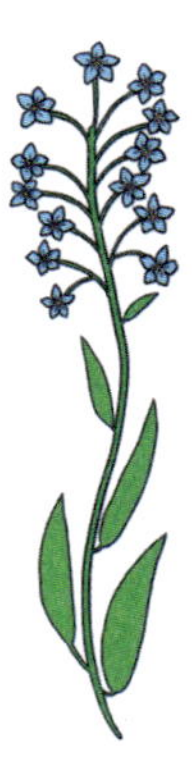

dein eigenes Leben abnimmt, dann solltest du vielleicht mit jemandem sprechen, der sich damit auskennt.

Ich halte es für wichtig, dass wir zulassen, angesichts von Verlust am Boden zerstört zu sein, weil Trauer etwas Natürliches ist. Es gibt so viele unterschiedliche Wege, wie Trauer sich manifestieren kann, und das ist auch okay so. Da ich Trauer selbst durchlebt und sie bei anderen Menschen gesehen habe, weiß ich, wie sehr sie einen verletzt und einem das Gefühl verleiht, dass nichts jemals wieder sein wird, wie es war – und das wird es auch nicht,

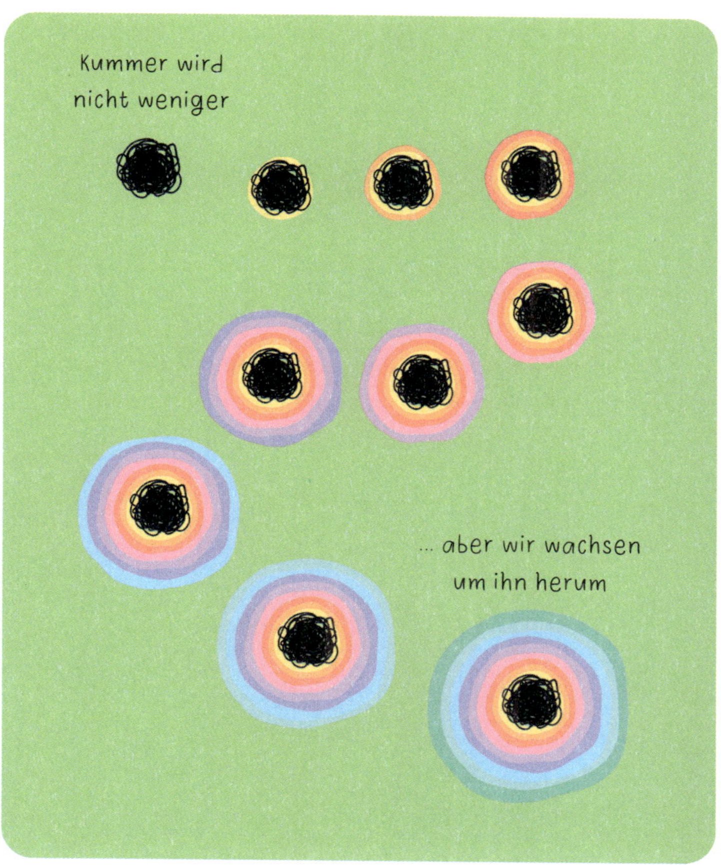

aber es wird wieder einfacher. Es wird uns nicht mehr ganz so unbezwinglich vorkommen, je mehr Zeit verstreicht, während der das Leben mit neuen Erfahrungen für uns aufwartet. Trauer kann ein lang anhaltender Prozess sein, der niemals vollständig zu Ende ist, doch während wir mit dem Leben weitermachen, hilft uns die Zeit beim Heilen. Selbstfürsorge ist ein wichtiger Teil des Heilens, während wir trauern, wenn wir also Werkzeuge ausbilden und in unserem Alltag anwenden, kommt das einer Rettungsweste gleich. Wir können ein ganzes Arsenal an Möglichkeiten ausschöpfen, um unsere Tage einfacher zu gestalten, indem wir uns Zeit nehmen, um mit anderen zusammen zu sein, nach draußen zu gehen, uns achtsam mit unseren Gefühlen auseinanderzusetzen, uns an kühlen Abenden warm einzupacken, uns mit Geräuschen, Gerüchen oder Geschmäckern zu beruhigen. Und wenn du anfängst, dich etwas besser zu fühlen und dich selbst wieder zu mögen, dann denke daran, dass das nicht bedeutet, die Liebe für die Person oder das, was du verloren hast, zu verraten oder zu untergraben. Es kann ganz leicht passieren, dass man sich schuldig fühlt, wenn man immer weniger häufig an den oder die Verstorbene denkt, also sei nett zu dir, während du all die Gefühle durchlebst, die die Trauer mit sich bringt. Es gibt keinen falschen Weg, wie man etwas fühlt, verarbeitet oder erinnert.

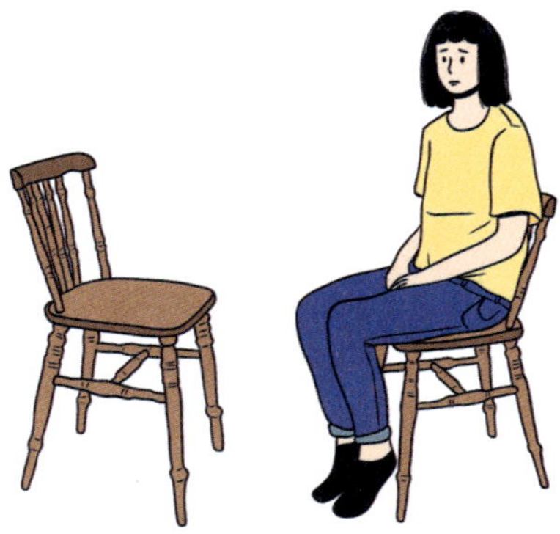

MIT TRAUER ZURECHTKOMMEN

Gib deinen Schlaf-, Ess- und emotionalen Bedürfnissen Vorrang.

Unternimm aktiv Schritte, um das Leben und die Verbindungen mit den Menschen, die du liebst, zu feiern und wertzuschätzen.

Versuche, eine Routine aufrechtzuerhalten, die deine Tage mehr erfüllt.

Gib dir Zeit und Raum, um deine Gefühle auszudrücken.

Es gibt keine falschen Gefühle, vergiss das nicht.

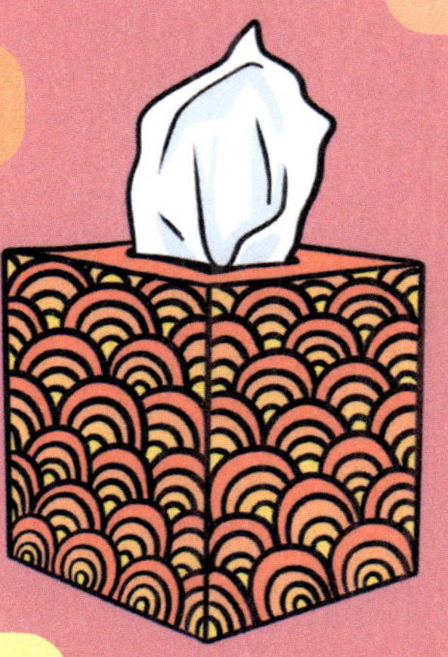

Vermeide es, bedeutende Entscheidungen inmitten einer Trauerphase zu treffen.

Hab keine Angst, Hilfe anzunehmen oder um welche zu bitten, wenn du dich von alltäglichen Aufgaben überwältigt fühlst.

Sprich über deine Trauer mit jemandem, dem du vertraust, oder aber schreibe Tagebuch, um deine Gedanken während der Trauerphase zu verarbeiten.

Überlege, eine neue Tradition zu starten, um die Person zu feiern, die du verloren hast, und dich mit ihrer Erinnerung zu verbinden.

Mach weiter!

Als ich Anfang zwanzig war, dachte ich oft: »Wann läuft es bei mir endlich mal? Wann hören all diese Schwierigkeiten auf? Warum läuft so häufig alles schief?« Tatsächlich aber werden wir im Leben immer wieder auf Schwierigkeiten stoßen, es wird immer wieder Tage geben, an denen wir das Gefühl haben, dass alles auf einmal schiefläuft. Zu den größten Herausforderungen für uns als Menschen gehört das Erlernen, wie wir mit der Ungewissheit und den Stolpersteinen zurechtkommen. Solltest du dich gerade aktiv darum bemühen, deine psychische Gesundheit zu verbessern, dann kann schon die kleinste Unannehmlichkeit einen guten Tag in einen Kampf verwandeln.

Herauszufinden, welche Bedürfnisse du hast, und Wege zu entdecken, wie du dich selbst trösten kannst, ist ein ganz wesentlicher Teil, um deine psychische Gesundheit zu verbessern. Dazu gehört auch, dass du die mentalen Werkzeuge zusammenträgst, um eine Stressresistenz zu erlangen und einen Schutzwall zwischen dir und dem Stress zu errichten, indem du dir Zeit für Unternehmungen nimmst, die deine Stimmung heben. Teile Probleme in das auf, was kontrolliert, verbessert oder gelöst werden kann, und das, was wir als unvermeidbar annehmen müssen, was wir jedoch anders angehen können, damit wir Trost und Ermutigung finden.

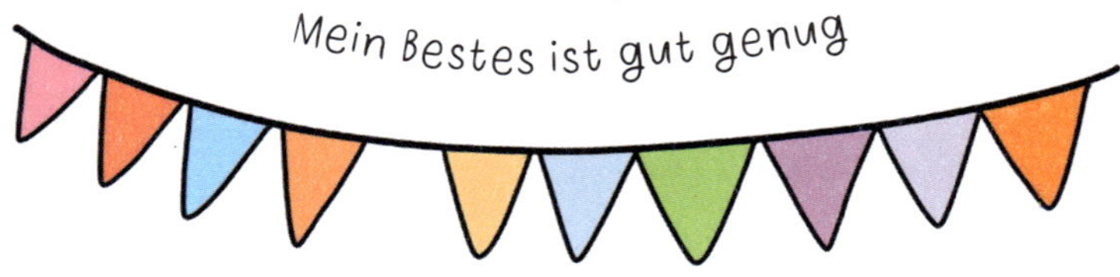

DENKE DARAN …

Übe dich darin, deinen Stress zu bewältigen.

•

Nimm dir Zeit, um dich zu entspannen.

•

Befasse dich mit jeder Form der Selbstsabotage.

•

Jede Reise ist ganz individuell, Vergleiche sind nicht hilfreich.

•

Nutze Social Media voller Wohlwollen und Umsicht.

•

Gesunde Beziehungen passen zu deinem psychischen Gesundheitszustand.

•

Trauer ist ein Prozess, den du durchstehen wirst.

Kapitel 5

DU KANNST LEBEN, NICHT NUR ÜBERLEBEN

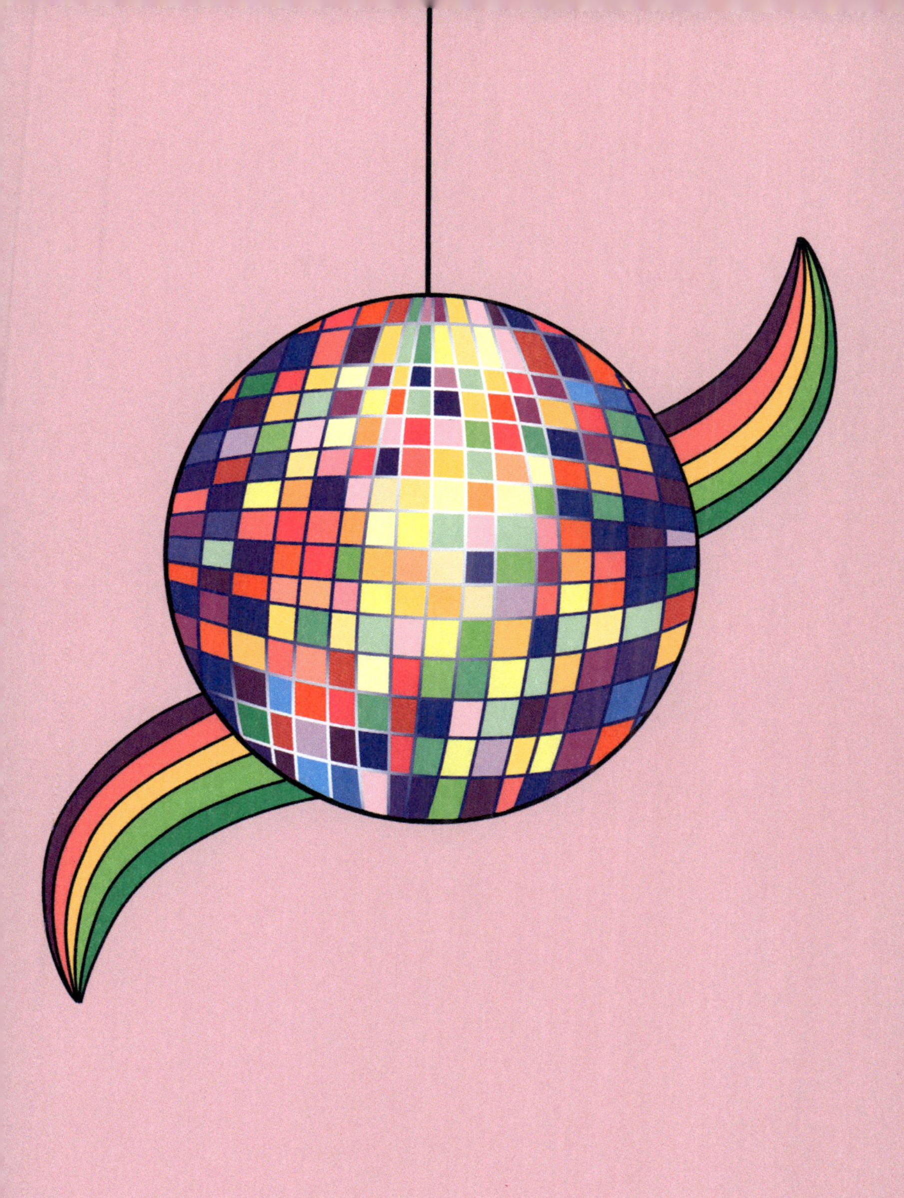

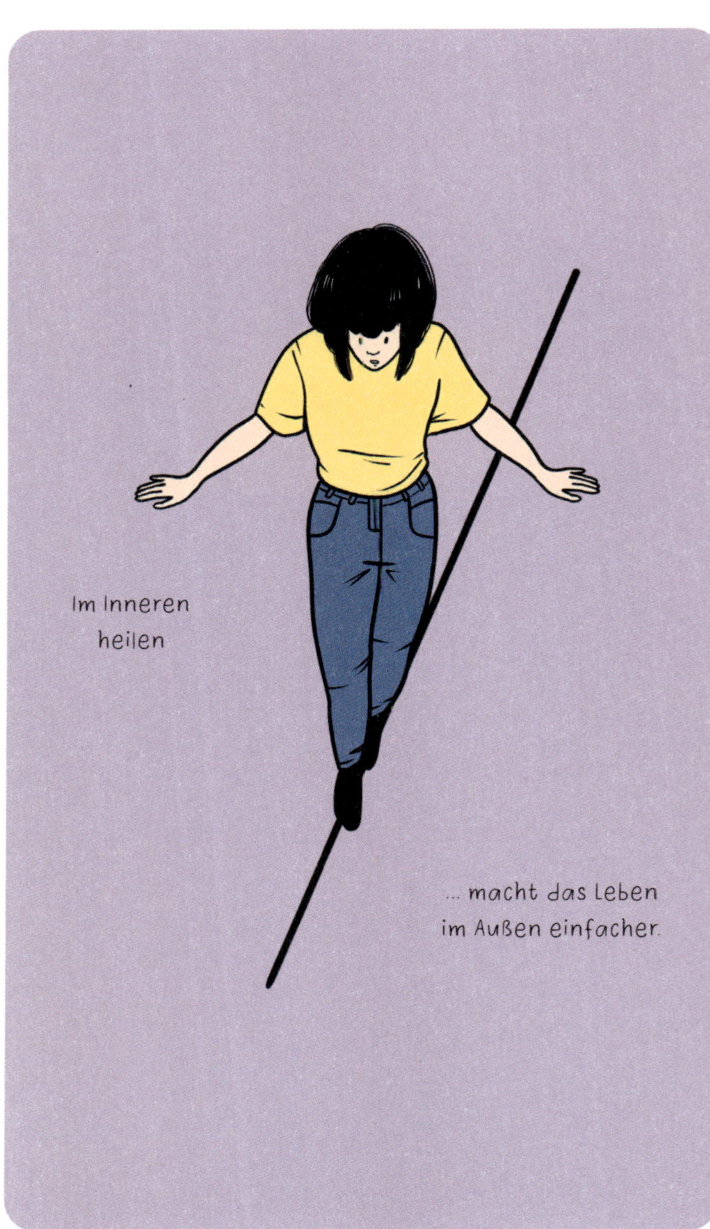
Im Inneren
heilen
... macht das Leben
im Außen einfacher.

Sorge dafür, dass dein Leben für dich funktioniert

Wenn du das Gefühl hast, in einem Überlebensmodus festzustecken, dann erscheint es dir völlig unvorstellbar, dass du eines Tages so etwas wie Zufriedenheit erlangen solltest. Ich musste erst andere Menschen mit ähnlichen Problemen, die Wege gefunden hatten, wie sie sich entfalten konnten, treffen und kennenlernen, um selbst die notwendige Motivation zu finden und mein Leben umzukrempeln. Das Leben wartet immer wieder mit neuen Herausforderungen auf, nehmen wir uns aber Zeit, um auch von den Schwierigkeiten anderer Menschen zu erfahren, dann wird uns klar, dass wir alle unsere Nöte haben, und wir müssen uns als Individuum fragen: »Wie kann ich dafür sorgen, dass mein Leben für mich besser funktioniert? Wie kann ich meinen Bedürfnissen jeden Tag nachkommen?«

Aus eigener Erfahrung würde ich sagen, dass einer der größten Kritikpunkte an der psychischen Gesundheitsversorgung darin liegt, sich häufig einzig auf die zu behandelnden Symptome zu fokussieren – was für gewöhnlich mit Medikamenten und einer Gesprächstherapie passiert –, dass aber nur selten darüber gesprochen wird, wie wir das Leben lebenswerter gestalten können. Ich habe Medikamente genommen, um mich besser zu fühlen, aber ich hatte niemals das Gefühl, als wäre meine Behandlung auf meine individuellen Bedürfnisse ausgerichtet gewesen. Mir wurde mitgeteilt, meine psychische Erkrankung rühre von einer fehlerhaften Chemie in meinem Gehirn her, doch tägliche Stressfaktoren und ungelöste Traumata hatten sie schlimmer gemacht, als sie hätte sein müssen.

Ich hatte viele Fragen. Führe ich ein Leben, das an meinen Werten ausgerichtet ist? Habe ich eine Art Sinnkrise, als würde mir etwas im Leben fehlen? Stelle ich meine psychische Gesundheit wirklich an die erste Stelle, und ist es in unserer modernen Welt überhaupt möglich, die Bedürfnisse unserer psychischen Gesundheit vor die vielen Dinge zu stellen, für die wir verantwortlich sind?

Denke ich an meine Kindheit mit den nicht diagnostizierten Lernbehinderungen zurück und an den Schmerz darüber, neurodivergent zu sein, was mir so lange Zeit einfach nicht bewusst war, dann wird mir jetzt klar, dass ich mich anpassen musste. Da meine Probleme so lange Zeit unbemerkt und unberücksichtigt geblieben sind, musste ich meinen ganz eigenen Weg finden, um damit zurechtzukommen. In der ersten Klasse freundete ich mich mit einem polnischen Mädchen an, das noch kein Schwedisch konnte, doch es war einfacher, mit ihr als mit meinen schwedisch sprechenden Schulkameraden zu »kommunizieren«. Sehr viel länger als bis zum »normalen« Alter brachte ich Stofftiere in die Schule mit, um mit meiner Nervosität zurechtzukommen, und ich hatte ein bestimmtes Versteck in der Schule, wohin ich mich zurückzog, wenn ich wieder einmal weinen musste, weil mir alles zu viel wurde. Meine bis dato nicht diagnostizierte Dyskalkulie machte die Mathestunden für mich zu meiner ganz persönlichen Hölle (ich leide noch heute unter einer starken Mathe-Angst), und ich musste mir selbst überlegen, wie ich zählen sollte, sodass es für mich einen Sinn ergab. Und auch jetzt, als Erwachsene, muss ich noch immer herausfinden, wie ich mit meinem Gehirn arbeiten kann, nicht dagegen.

Wenn du dich selbst verstehst, dann kannst du dir überlegen, wie du schwierige Dinge umgehen und zu deiner Entfaltung beitragen kannst. Du musst die Sachen nicht so machen, wie andere sie machen, und du musst sie auch nicht perfekt machen. Du kannst eigene Werte und Überzeugungen wählen, an denen du dein Leben anhand der Dinge, die dich ansprechen, ausrichten willst, und du kannst auf Unternehmungen bauen, von denen du weißt, dass sie dich aufrichten. Ich höre zum Beispiel sehr gern pädagogische Podcasts, während ich langweilige Haushaltsarbeiten erledige, denn dann habe ich das Gefühl, dass ich etwas lerne und nicht in einer Endlosschleife der lästigen Pflichten gefangen bin. Nach einer Weile habe ich das Gefühl, auf Autopilot geschaltet zu haben, und mein Körper macht, was getan werden muss, während mein Geist mit interessanten Fakten gefüttert wird. ADHS hat es für mich ziemlich schwierig gemacht, ordentlich zu planen und zu organisieren, also habe ich mir ein paar ADHS-Hacks zurechtgelegt, die mir das Erledigen von Dingen einfacher machen.

Bereite ich mich auf den nächsten Tag vor, dann sage ich mir immer: »Die Matilda von morgen wird so happy sein, dass die Matilda von heute das für sie erledigt hat!« Alles, was ich nach Hause bringe, bekommt einen festen Platz, damit ich den Überblick über meine Sachen nicht verliere. Auch meine Alltagsroutine habe ich über Monate hinweg durch viel Ausprobieren sorgfältig gestaltet, damit sie zu meinen besonderen Bedürfnissen und Fähigkeiten passt. Schreibe für eine eigene förderliche Routine deine häufigsten Probleme auf und versuche mit Hilfe einer Person, der du vertraust, oder durch Google heraus, wie du diese umgehen kannst – um dann Wege zu finden, die dir sinnvoll erscheinen und die für dich tatsächlich umsetzbar sind.

Eine wichtige Voraussetzung dafür, dass sich alles etwas überschaubarer anfühlt, ist es, uns und unsere Bedürfnisse genau zu kennen. Eines der Risiken einer schlechten psychischen Gesundheit besteht darin, ein instabiles Selbstwertgefühl zu entwickeln. Damit es einem besser geht, muss man nicht alles an seinem Wesen ändern – wir alle sehen uns mit unterschiedlichen Stärken und Problemen konfrontiert –, es geht darum, Wege zu finden, wie du mit deinen Stärken arbeiten und deine Probleme umgehen kannst.

Hier kann das Erlernen von Selbstführung wirklich helfen. Selbstführung ist eine Möglichkeit, wie du deine Ziele erreichen

PROBLEM	LÖSUNG
Nie finde ich meinen Geldbeutel.	Lege dir einen knallbunten Geldbeutel zu.
Ich kann nicht abwaschen, wenn ich depressiv bin.	Nimm Pappteller, wenn du depressiv bist.
Ich behalte den Überblick über meine Aufgaben nicht.	Erstelle dir Erinnerungen auf dem Handy oder schreibe dir deine Aufgaben auf Post-its.
Ich isoliere mich und vernachlässige meine Beziehungen, wenn ich niedergeschlagen bin.	Plane gesellschaftliche Treffen in deinem wöchentlichen Zeitplan ein.
Ich vergesse, meine Medikamente einzunehmen.	Bringe deine Medikamente an der Eingangstür auf Augenhöhe an.
Bei mir zu Hause sieht es so chaotisch aus, ich weiß gar nicht, wo ich anfangen soll.	Stelle einen Timer auf 15 Minuten, mache Musik an und versuche, so viel wie möglich zu erledigen.
Ich kann mich einfach nicht dazu überwinden, schwierige Aufgaben anzugehen.	Bitte einen Freund/eine Freundin, als »Körperdouble« zu agieren, und macht es zusammen.
Ich prokrastiniere bis zur allerletzten Minute.	Richte dir eine Probedeadline vor deiner tatsächlichen Deadline ein und halte dich stattdessen an sie.

und dein Leben einfacher gestalten kannst, indem du bestimmst, wo du jetzt gerade stehst: Was macht dich aus, welche Werte und Interessen hast du? Basierend auf diesen Eigenschaften deines Wesens kannst du herausfinden, was deine persönlichen Ziele sind und wie du dich am besten motivierst und deine Stärken einsetzt, um dorthin zu gelangen.

Folgende Schritte kannst du durchführen, um Fähigkeiten der Selbstführung zu entwickeln:

- Bestimme erreichbare persönliche Ziele, ob es nun darum geht, jeden Tag den Abwasch zu machen oder eine Arbeit zu finden, die dich mehr erfüllt.
- Halte fest, welche Fortschritte du auf dem Weg dorthin verzeichnen kannst, und feiere deine Siege, ob groß oder klein.
- Denke über deine Stärken nach und wie du sie für weitere Ziele einsetzen kannst.
- Schreibe drei neue Gewohnheiten auf, die du gern in dein Leben integrieren möchtest, wie zum Beispiel Grenzen aufzeigen oder ein neues Organisationstool ausprobieren, um den Überblick über wichtige Aufgaben zu behalten.
- Denke über das nach, was dich triggert, wenn es schwierig wird, und frage dich, wie du dich trösten kannst, wenn du dich diesen Herausforderungen stellen musst.

Selbstführung bedeutet, du führst dich selbst, wendest dich nicht an jemand anderen, der für dich entscheidet. Durch das Entwickeln von Gewohnheiten, die dir dabei helfen, dich einfacher zu motivieren oder zu inspirieren, und das Auffinden von Wegen, wie du auf eine Weise, die für dich funktioniert, relativ organisiert bleibst, kannst du zu deiner eigenen Verfechterin/deinem eigenen Verfechter werden. Manchmal ist es ganz gut, kreativ zu sein und unkonventionelle Wege einzuschlagen, um deine Probleme zu umgehen, insbesondere dann, wenn es um deine psychische Gesundheit gerade nicht so gut bestellt ist.

Punkt tun werden, aber die Welt würde sich trotzdem weiterdrehen. Meine Besorgnis deswegen machte mein Leiden einfach nur schlimmer, und jedes Mal, wenn ich mir Sorgen um meinen Tod machte, vergeudete ich damit meine Zeit.

Wollte ich mir wirklich über Sachen Sorgen machen, die sich meiner Kontrolle entzogen, bis ich tatsächlich starb? Auf keinen Fall! Und weshalb sollte ich so viel Angst vor dem Tod haben, wenn er doch so natürlich wie die Geburt war und ich noch nicht einmal wusste, wie der Tod sein würde? Warum mir Sorgen um einen Ausgang machen, den ich nicht kontrollieren konnte? Warum Angst davor haben, wo ich doch stattdessen neugierig sein könnte?

Du erweist dir selbst einen riesigen Bärendienst, wenn du all diese lästigen Was-wäre-wenn-Fragen stellst. Zerbrichst du dir den Kopf über Dinge, die du nicht beeinflussen kannst, dann verlängerst du dein Leiden nur. Kannst du stattdessen sogar den schlimmstmöglichen Ausgang im Sinne der radikalen Akzeptanz annehmen, kann das helfen, dem einen Riegel vorzuschieben.

Ein weiteres starkes Gegenmittel zu meinen Sorgen war das Erlernen von Stresstoleranz. Durch Stresstoleranz durchleben wir einen Moment von starkem Stress, ohne dass wir uns deshalb schlechter fühlen oder es schwieriger für uns machen. Nicht immer haben wir die Kontrolle über eine Situation, aber wir können lernen, wie wir unsere Reaktionen in schwierigen Momenten besser kontrollieren. Ich kann nicht jeder stressigen Situation in meinem Leben ausweichen, aber ich kann verbessern, wie ich darauf reagiere. Durch das Aufbauen einer Stresstoleranz mithilfe von Bewältigungsmechanismen, die ich zusammengesammelt habe, bin ich besser aufgestellt, um mit den unausweichlichen Momenten von Stress und Sorge zurechtzukommen.

Wenn ich gestresst bin, gehe ich gern erst einmal physisch auf Abstand, um meinem Gehirn dadurch mitzuteilen, dass ich zu dieser Situation auf Distanz gehe. Und von dort kann ich das Ganze dann betrachten. Die Empfindungen in meinem Körper wahrnehmen – wo sitzt der Stress, was geht mir durch den Kopf? Danach wende ich meine Aufmerksamkeit der Umgebung zu. Besteht hier eine Gefahr? Ist eine Vertrauensperson in der Nähe? Ein tröstender Gegenstand? Ist es draußen bewölkt? Nachdem ich das alles beobachtet habe, versuche ich, achtsam vorzugehen. Brauche ich frische Luft? Muss ich das abschütteln? Auf der Stelle laufen? Am liebsten ziehe ich mich dann eine Weile in die Dusche zurück. Dort stehe ich unter dem Wasserstrahl, wechsle

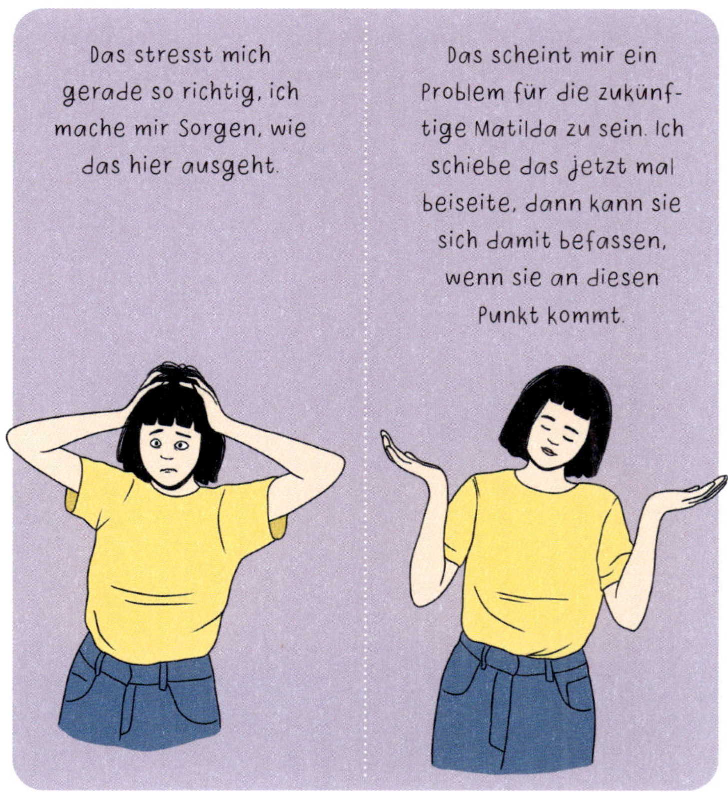

von warm zu kalt, einfach nur für die unterschiedlichen Empfindungen und um die Kontrolle darüber zu gewinnen, was mein Körper fühlt. Ich stelle mir gern vor, wie das Wasser den Stress von mir abwäscht, den Abfluss hinunterspült und weit von mir wegträgt. Dann wickle ich mich in ein warmes Handtuch ein, atme tief durch und sage mir: »Ich bringe das hinter mich, das Schlimmste ist vorbei – ich bin sicher, auch in Momenten, in denen ich mich überaus gestresst fühle.«

Außerdem habe ich angefangen, manche meiner Sorgen an mein zukünftiges Ich abzugeben. Wälze ich gerade eine große Sorge und spüre, wie mich Stress und Angst zu überwältigen drohen, dann atme ich ein paarmal tief durch und sage mir, dass die zukünftige Matilda sich später darum kümmern kann. Die gegenwärtige Matilda ist zu zerbrechlich und gestresst, um sich dieser Sache sofort anzunehmen, und da sie sich hilflos fühlt, kann sie sich jetzt nicht auch noch darum Sorgen machen. Ich vertraue darauf, dass mein zukünftiges Ich damit zurechtkommen wird, wenn dieses Problem ansteht. Und für gewöhnlich läuft das dann auch ganz gut.

BEWÄLTIGUNGSAFFIRMATIONEN

Ich habe das früher schon einmal durchgemacht.

Ich werde dieses Gefühl langsam weiterziehen lassen.

Manche Tage sind schwieriger als andere.

Ich fühle mich nicht so gut, also werde ich heute ganz besonders nett zu mir sein.

Heute war ein richtig schwieriger Tag, also überlege ich mir, wie ich dafür sorgen kann, dass es morgen einfacher wird.

Der Moment muss erst noch kommen, den ich nicht bewältigen kann.

Ich kann nicht alles ändern oder kontrollieren.

Meine schlimmsten Momente definieren mich nicht.

Schmerz ist ein unvermeidlicher Teil des Lebens.

Ich mag das hier gerade nicht, aber ich kann mich anpassen.

Dinge, von denen wir uns lösen müssen

Wenn sich etwas verändert oder verabschiedet, hat mich das immer schon sehr verstört, schließlich bin ich jemand, der sich dann am sichersten fühlt, wenn alles nach Plan verläuft.

In meinen Augen ist es ganz einfach, die Vergangenheit zu verklären, denn der Schmerz, den wir jetzt gerade spüren, scheint realer und dringender als der Schmerz, den wir in der Vergangenheit verspürt haben. Auch wenn wir von der Logik her wissen, dass es gut ist, wenn wir weitermachen und die Sachen hinter uns bringen, so empfindet der emotionale Teil unseres Gehirns das anders.

Ich trage das schon so lange mit mir herum, ich habe ganz vergessen, wie schwer es ist ...
... bis ich es endlich abgelegt habe.

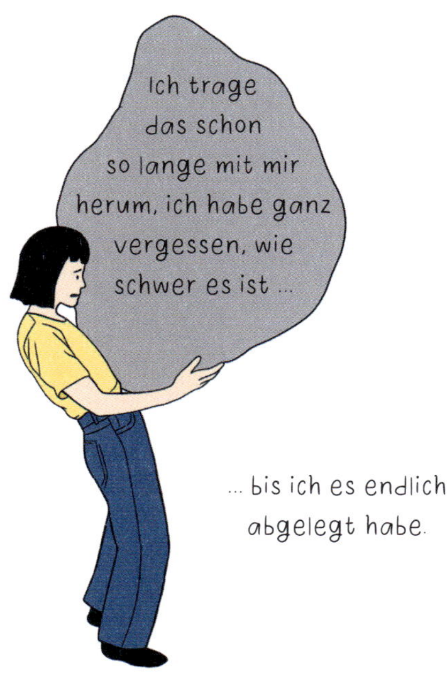

Verlieren wir zum Beispiel einen Freund oder eine Freundin, dann geht die Liebe, die wir für sie empfinden, nicht einfach weg, nur weil sie nicht mehr in unserem Leben sind. Loslassen ist ganz besonders schmerzhaft, wenn nicht wir diejenigen sind, die darüber entscheiden, wenn es nicht unserer Kontrolle unterliegt.

Es ist sehr wichtig weiterzumachen, um zu lernen, im Hier und Jetzt zu leben. Die Vergangenheit lässt sich nicht ändern: Darüber zu grübeln hält uns davon ab, in der Gegenwart für eine positive Veränderung zu sorgen. Ich habe eine Strategie entwickelt, die ich benutze, wenn es mir wieder einmal schwerfällt, etwas loszulassen oder mit etwas abzuschließen. Um loslassen zu können, versuche ich, mir vorzustellen, was ich meinem Leben hinzufügen kann, um das Verlorene zu ersetzen.

Wie kann ich dafür sorgen, dass ich das, was ich vermisse, auf andere Weise in mein Leben hole? Sehne ich mich nach einer Entschuldigung, die nicht kommen wird? Muss ich mir selbst für etwas vergeben, das ich falsch gemacht habe, als ich es nicht besser wusste? Muss ich es aus mir herausweinen oder herausschreiben? Manchmal gibt es keine klare Antwort auf diese Fragen, und für solche Momente habe ich ein paar andere Tricks parat.

TIPPS ZUM LOSLASSEN

Rufe dir in Erinnerung, dass nichts von Dauer sein muss, um für dein Leben wichtig zu sein oder ihm eine Bedeutung zu verleihen.

Gib dir Zeit, um den Verlust zu betrauern, und sei dabei nett zu dir selbst.

Bringe den Fokus wieder zu dir zurück. Setze dich hin und denke an Wege, wie du deinen Alltag und die Momente, in denen du allein bist, verbessern kannst.

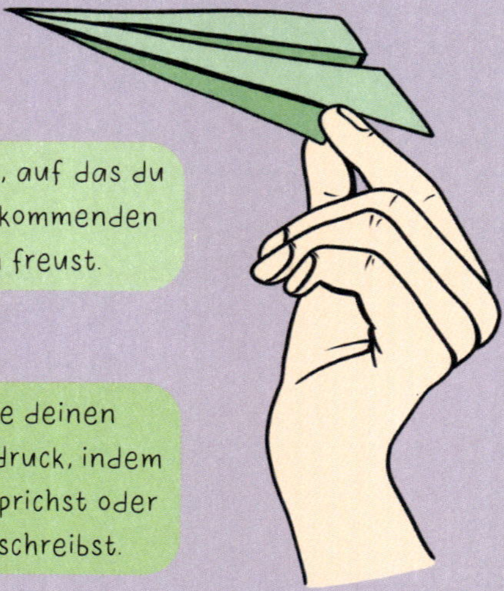

Plane etwas, auf das du dich in den kommenden Wochen freust.

Verschaffe deinen Gefühlen Ausdruck, indem du darüber sprichst oder Tagebuch schreibst.

Versuche, realistische Überlegungen anzustellen. Es kann ganz einfach passieren, dass wir Beziehungen idealisieren, nachdem sie vorbei sind.

Schaffe eine physische Distanz zwischen dir und der Sache, die du loslässt, um den Übergang einfacher zu gestalten.

Verabrede dich auf ein Date mit dir selbst und feiere dich.

Stell dir vor, wie du ein neues Kapitel deines Lebens aufschlägst, und denke an all die Möglichkeiten eines solchen Neubeginns.

Die Suche nach dem Silberstreif am Horizont

Lange Zeit habe ich der Dankbarkeit widerstanden. Obwohl es vieles gab, für das ich dankbar sein konnte – eine liebevolle Familie, finanzielle Stabilität –, verfügte ich nicht über genug mentale »Bandbreite«, um meine Privilegien zu genießen. Eine psychische Erkrankung kann auch die schönsten Seiten unseres Lebens besudeln und das Negative in den Vordergrund oder in den Mittelpunkt rücken. Glückliche Menschen können abschreckend sein, wenn man sich selbst nur mit Mühe daran erinnern kann, wann man das letzte Mal wahre Freude oder Zufriedenheit empfunden hat. Aber Dankbarkeit ist wichtig, insbesondere dann, wenn sich das Leben gerade schwierig gestaltet, denn sich an all das Gute zu erinnern, kann das Schlechte weniger schwer oder übermächtig erscheinen lassen. Dankbarkeit bedeutet nicht, die Dinge zu ignorieren, die sich falsch oder schwierig anfühlen, aber sie gibt einem den Raum, das zu schätzen, was gut ist, auch wenn es nur kleine Dinge sind. Das pflanzt kleine Samen der Freude im Alltag.

Empfindest du genug Dankbarkeit für dein Leben? Das kannst du bemessen, indem du dir solche Fragen stellst:

- Kann ich Dinge benennen, für die ich dankbar bin, wenn ich die Welt betrachte?
- Gibt es bei mir häufig Momente, in denen ich etwas genieße?
- Wäre die Liste lang, wenn ich all das auflisten würde, wofür ich dankbar bin?
- Weiß ich auch die kleinen Freuden des Lebens wertzuschätzen?
- Wird meine Wertschätzung für die Welt größer, je älter ich werde?

Wenn du viele dieser Fragen mit Nein beantwortet hast, dann nimm das als Hinweis, dass du mehr Dankbarkeit in deinem Leben kultivieren solltest. Dein Leben muss nicht perfekt oder auch nur einfach sein, um Dankbarkeit zu lernen. Das Leben kann sich erfüllter und bedeutsamer anfühlen, wenn wir uns in Dankbarkeit üben, und das wiederum kann deine allgemeine Stimmung und deinen Blick auf das Leben heben.

Dankbarkeit kann mit Achtsamkeit beginnen. Beobachte einfach mal den gegenwärtigen Moment: Sieh dich um.

Spüre dich in deinem Körper – er hat dich an viele Orte gebracht, dich gewärmt, beschützt und am Leben gehalten. Sieh nach draußen: Betrachte das Gras, den Himmel und die Wolken. Höre die Geräusche von anderen Menschen, die ihrem Leben nachgehen. Denke darüber nach, wie verrückt es ist, dass die Sonne in perfekter Distanz zu uns steht, um uns Leben zu schenken, was für ein kosmisches Glück wir haben, hier auf dieser Erde zu sein. Und dann nimm dir einen Moment, um deine Dankbarkeit zu genießen. Stelle dir vor, wie dein Gehirn die guten Gefühle aufsaugt und dich damit nährt.

Erschaffe eine Routine und eine Gewohnheit um die Dankbarkeit; du könntest einen Alarm auf deinem Handy einrichten und, wenn er losgeht, an drei Dinge denken, für die du dankbar bist.

Fasse deine Dankbarkeit in Worte. Nimmst du wahr, dass du von jemandem wertgeschätzt wirst, dann teile dem- oder derjenigen das auch mit. Wenn dir ein Essen gut schmeckt, dann sage das auch laut. Schreibe dir selbst einen Dankesbrief dafür, schon so viel durchgemacht zu haben. Du musst nicht glauben, dass alles einen Silberstreif hat, manche Dinge tun einfach nur weh. Es gibt keinen Grund, Dankbarkeit zu erzwingen; allerdings können wir Dankbarkeit in den Dingen finden, die uns geholfen haben, etwas zu bewältigen – in unserer eigenen Widerstandsfähigkeit.

DER SILBERSTREIF IN MEINER PSYCHISCHEN ERKRANKUNG

- Ich habe mich mit anderen Menschen verbunden, die meine Kämpfe nachempfinden können und verstehen, was ich gerade durchmache.
- Über meine Geschichte zu sprechen, hat anderen Menschen geholfen, die sich dadurch bestätigt und weniger allein fühlen, und es hat mir geholfen, meinem Schmerz eine Bedeutung zu verleihen.
- Ich war schon ziemlich am Boden und habe tiefe Wertschätzung für die Momente der Freude gefunden, was ich zu jeder sich bietenden Gelegenheit feiere.
- Ich bin sehr empathisch und unterstütze andere Menschen, wenn sie psychische Probleme haben.
- Durch meine psychische Erkrankung habe ich nach Informationen gesucht, um herauszufinden, wie es mir besser gehen kann. Jetzt nutze ich diese und teile sie mit anderen.
- Aufgrund dessen, was ich durchgemacht habe, bin ich jetzt sehr viel stärker und fühle mich besser gerüstet, um mit schwierigen Zeiten zurechtzukommen.
- Meine Freundinnen und Freunde vertrauen sich mir mit ihren Problemen an, weil auch ich offen über meine spreche.

POSITIVE EFFEKTE VON DANKBARKEIT

Dankbarkeit gegenüber anderen auszusprechen, gibt ihnen das Gefühl, wertgeschätzt zu werden, und kann helfen, deine Beziehungen zu stärken.

Dankbarkeit kann soziale Vergleiche verringern und dein Selbstwertgefühl verbessern.

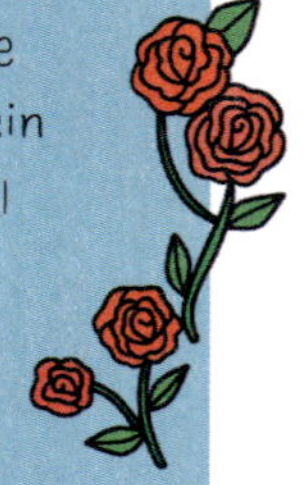

Dankbarkeit hilft, um zu einem Gesamteindruck des physischen und psychischen Wohlbefindens beizutragen.

Sich in Dankbarkeit zu üben hilft, ein optimistischeres Mindset zu kultivieren und dir eine gesunde Gewohnheit der Wertschätzung zuzulegen.

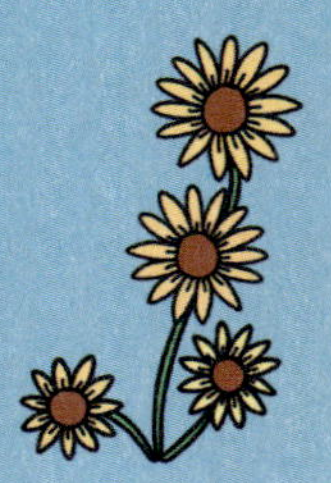

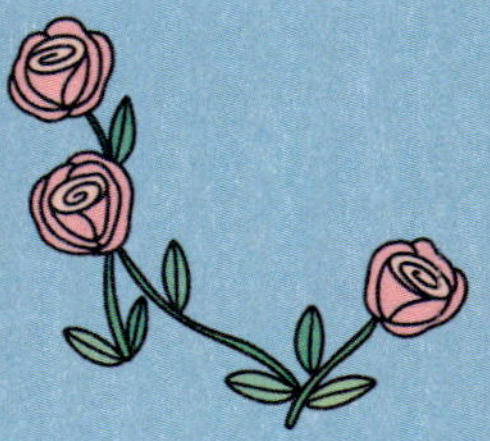

DINGE, FÜR DIE ICH DANKBAR BIN

meine Fähigkeit, andere Menschen zu lieben

wenn meine Zimmerpflanzen neue Blätter oder Blüten hervorbringen

frisch gebackenes Brot

wenn ich ein neues Backrezept ausprobiere und mir das Resultat gelingt

wenn mein Supermarkt eine neue vegane Eiscreme anbietet

ungestellte Fotos von schönen Erinnerungen

die Freude, einen richtig guten neuen Song zu entdecken

nach dem Duschen in frisch gewaschenen Laken schlafen

Momente, die von schallendem Lachen erfüllt sind

wenn es warm genug ist, um das Fahrrad rauszuholen

eine coole Sache im Secondhandladen entdecken

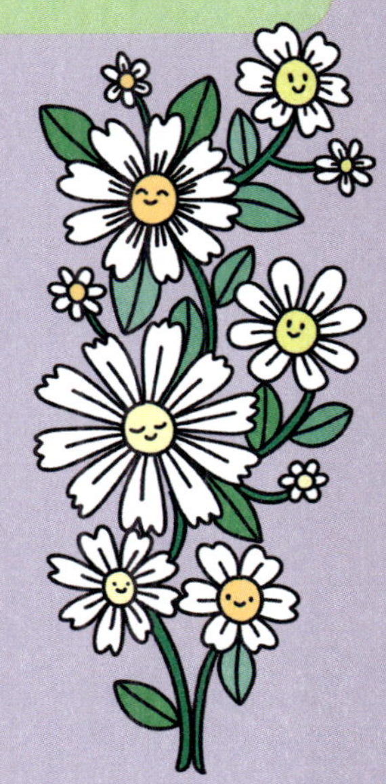

Meine Message an dich

Heilen ist eine Reise, die dein ganzes Leben andauert, weil wir wachsen und uns verändern, und das trifft auch auf unsere Bedürfnisse und die Herausforderungen zu, denen wir uns stellen müssen. Während wir uns kennenlernen, finden wir auch mehr darüber heraus, wie wir unseren einzigartigen Pfad beschreiten können. Aufblühen heißt nicht, alles perfekt hinzubekommen, sondern in den Hochs und Tiefs des Lebens Freude zu finden. Nichts ist daran falsch, dich an dem Punkt abzuholen, an dem du gerade bist, auch wenn du nicht glücklich darüber bist, wo du gerade stehst.

Es ist niemals zu spät oder nicht der richtige Moment, um nach etwas zu suchen, das dich glücklich macht, oder dich um gesündere Gewohnheiten zu kümmern, um für eine bessere psychische Gesundheit zu sorgen. Manchmal fühlt sich das Leben so an, als bestünde es aus lauter Dingen, die sich unserer Kontrolle entziehen, was demotivierend und furchteinflößend ist – aber denke daran, dass das Wiedererlangen von etwas Kontrolle damit anfängt, Entscheidungen zu treffen, die dir den Vorrang geben. Die Momente, in denen sich das Heilen am schwierigsten anfühlt, sind diejenigen, in denen wir das ganz besonders benötigen, deshalb ist es so wichtig, dass du die Hoffnung nicht aufgibst und dir selbst in Erinnerung rufst, dass du es verdient hast, dir die Zeit zu nehmen, um diese Arbeit zu machen.

Als ich dieses Buch geschrieben habe, musste ich mir vieles von der

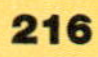

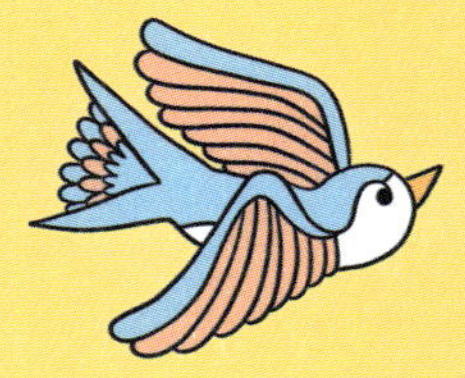

Reise, die ich gemacht hatte, in Erinnerung rufen, von dem verängstigten und suizidgefährdeten Teenager hin zu der vierundzwanzigjährigen Frau, der die Hoffnung einen starken Halt gibt, die an ihre Widerstandsfähigkeit glaubt und sich selbst ausreichend respektiert, um ihre Bedürfnisse wahrzunehmen. Von einem Mich-Fragen, wie ich den nächsten Tag überleben soll, hin zu einem Mich-Freuen auf das Versprechen des morgigen Tages, das einst unvorstellbar war, jetzt aber Realität ist. Eine Veränderung, die schrittweise vonstattenging, sodass ich sie gar nicht bemerkt habe, bis ich anfing, darüber nachzudenken. All das aufgrund der vielen kleinen Schritte jeden Tag, all die Tipps auf diesen Seiten, die zu einem Leben führten, in dem ich mich nicht mehr gefangen fühlte, für das ich jetzt aber sehr dankbar bin – trotz meiner psychischen Probleme.

Wir sind vielleicht am Ende dieses Buchs angekommen, nicht aber am Ende unserer gemeinsamen Reise. Ich hoffe, dass du durch die Lektüre ein neues Verständnis und Ideen für neue Dinge bekommen hast, die du ausprobieren kannst, und dass du dir jetzt auch die Erlaubnis erteilst, auf die Art und Weise zu heilen, die sich für dich am besten anfühlt. Ich hoffe, du fühlst dich bestätigt. In einer Welt, in der uns das Stigma der psychischen Erkrankung und jede Form von psychischen Schwierigkeiten einschränken, ist es ein Akt des Mutes, unserer psychischen Gesundheit Priorität einzuräumen. Ich hoffe, du fühlst dich dazu inspiriert, netter zu dir selbst zu sein – hole dich da ab, wo du gerade bist –, denn Wissen ist *empowering*. Geben wir uns Raum, um uns zu verstehen, uns zu vergeben und uns mit Freundlichkeit zu begegnen, dann können wir die Reise der Heilung antreten.

Heute ist ein perfekter Tag für den ersten Schritt – um einen bedeutenden Akt der Selbstfürsorge in deinem täglichen Kalender unterzubringen, neue Bewältigungstechniken auszuprobieren, Dankbarkeit für etwas zu empfinden, das dir noch nie zuvor aufgefallen ist. Diesen einen Arzttermin zu vereinbaren oder eine Vertrauensperson zu kontaktieren. Melde dich bei jemandem, den du liebst und den du in diesen Seiten wiedererkannt hast. Mache in deinem eigenen Tempo Fortschritte, sei geduldig und nachsichtig und hoffnungsvoll, denn du bist es wert, und das warst du immer schon.

Denke über die gewünschten Veränderungen nach, die Bedürfnisse, die du stillen möchtest, und sei offen gegenüber allem, das dir auf dem weiteren Weg deiner Reise helfen könnte. Stelle dir eine Werkzeugkiste für psychische Gesundheit zusammen, bestimme, was für dich Freude, Frieden, Motivation oder Hoffnung ausmachen, probiere unterschiedliche Wege der Bewältigung, Beschwichtigung, des Atmens und schaffe neue Verbindungen deiner Gedanken. Unser Gehirn ist überaus anpassungsfähig, und in dieser Tatsache lässt sich viel Empowerment finden. Und du kannst dir auf die Schulter klopfen, dir eine herzliche Umarmung und ein ernst gemeintes Lob dafür aussprechen, dass du es bereits so weit geschafft hast.

NÜTZLICHE LINKS

ORGANISATIONEN FÜR UNTERSTÜTZUNG

National Alliance on Mental Illness (NAMI)
verywellmind.com
Mind.org
National Eating Disorder Association (NEDA)
Rape Abuse and Incest National Network (RAINN)
krisenchat.de
Elterntelefon: 0800–1110550
ich-bin-alles.de
Telefonseelsorge: 0800–1110111
Nummer gegen Kummer: 116111
jugendnotmail.de

KOSTENLOSE ARBEITSBLÄTTER

psychologytools.com
getselfhelp.co.uk
thinkcbt.com

EINEN THERAPEUTEN/ EINE THERAPEUTIN ODER JEMANDEN, MIT DEM DU SPRECHEN KANNST, FINDEN

internationaltherapist-directory.com
therapytribe.com
7cups.com
wellnite.com
therapie.de (mit einer Übersicht von integrativen Therapeuten und Therapeutinnen)

BIPOC UND LGBTQIA+

ayanatherapy.com
therapyforblackgirls.com
Shine (wellness app)
inclusivetherapists.com
thementalhealth-coalition.org
pridecounseling.com
thetrevorproject.org

translifeline.org
queermed-deutschland.de

KOSTENLOSE APPS

MindShift (Übungen für Kognitive Verhaltenstherapie)
Daylio (Stimmungstracker)
BellyBio (Neurofeedback zur Atmung)
Bearable (Symptom-Tracker)
PTSD Coach
Mediotopia (Achtsamkeit)

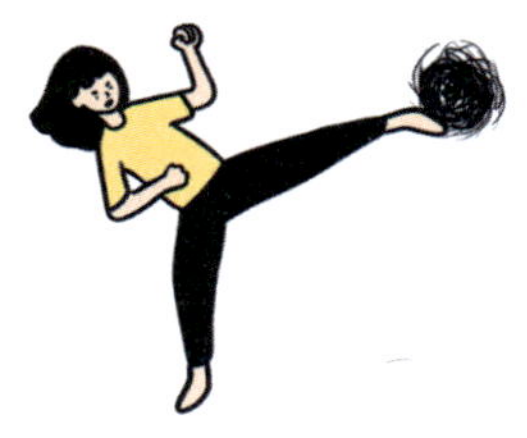

MEINE LIEBLINGS-COMMUNITIES FÜR PSYCHISCHES WOHLBEFINDEN AUF INSTAGRAM

@crazyheadcomics
@drjulie
@anxiousblackgirlcomics
@doodledwellness
@selfcarespotlight
@hellomynameiswednesday
@thefriendineverwanted
@makedaisychains
@gmf.designs
@thepsychologymum
@minaa_b
@theburntoutbrain
@thatgoodgrief

DANKSAGUNG

Grenzenloser Dank und Dankbarkeit gebührt meiner Familie und meinen Angehörigen, insbesondere Mama und Papa für ihre liebevolle, ermunternde Erziehung. Dafür, mir beigebracht zu haben, dass kein Traum zu groß oder unrealistisch ist, um ihm nachzujagen. Nie musste ich mich fragen, ob ich euch stolz mache, weil ich eure Liebe jeden Tag genau wie die Sonne auf meiner Haut spüren kann.

Tova, ich bewundere dich für deinen Mut, deinen abenteuerlustigen Geist und deine kreative Seele. Das Beste an meiner Kindheit war, mit dir als Schwester aufzuwachsen.

Oma, du bist mein Vorbild. Ich hoffe, dass ich eines Tages ebenso stark, einfallsreich und weise wie du sein werde.

Sigge, du bist ein Hund, also wirst du das vermutlich nicht lesen, aber du bist als Geschenk verpacktes Serotonin.

John, ich danke dir, dass du während all der schönen und schrecklichen Zeiten in meinem Leben meine Hand gehalten hast, bei dir habe ich das Gefühl, nach Hause zu kommen. Es gibt keinen anderen Menschen wie dich. Ich liebe dich so unendlich.

Ich danke all meinen Freunden und Freundinnen für den Spaß, den wir zusammen haben! Ich hätte mit niemand anderem als mit euch durch meine Zwanziger stolpern wollen. Das gilt ganz besonders für Nora und Linnea, weil wir alles zusammen durchgestanden und viel zusammen geweint haben.

Meinen Mentorinnen und meinem Mentor, Nadia, Suzanne und Kurt, die an mich geglaubt haben, als ich das nicht tun konnte. Lehrer wie ihr sind wie Bojen für Schüler, die sich abstrampeln, um nicht unterzugehen.

All das wäre nicht möglich gewesen ohne das wunderbare Team bei Ebury und all jene, die dafür gesorgt haben, dass dieses Buch entstehen kann, ein dickes Dankeschön an die wunderbaren Leah, Faith, Sophie, Anya. Mein absolutes Traumteam!

Und letztlich geht mein Dank an die Menschen, die mit mir zusammen eine Community errichtet haben, in der wir uns verletzlich zeigen können, denn so zeige ich mich am allerliebsten.

BIOGRAFIE

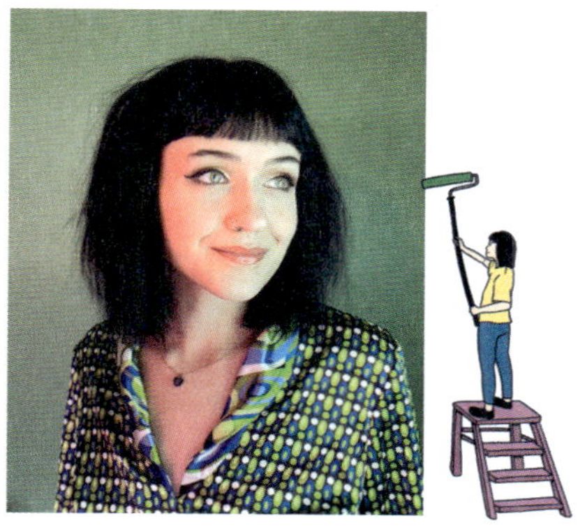

Matilda Heindow ist eine Künstlerin, der das psychische Wohlbefinden aller sehr am Herzen liegt. Sie lebt in Stockholm.

Sie hat die beliebte Instagram-Seite @crazyheadcomics ins Leben gerufen und nutzt sie als kreatives Ventil für ihre bunten Cartoons, mit denen sie unsere kollektiven Erfahrungen zu psychischer Gesundheit sehr geschickt aufs Korn nimmt. Darauf hat sie schon über 700 einzigartige Kunstwerke mit ihren Fans überall auf der Welt geteilt, außerdem werden ihre Arbeiten häufig in der psychologischen Beratung und an Schulen genutzt.

2021 hat Matilda einen TEDx-Talk über »The Art of Mental Health Advocacy« (»Die Kunst der Fürsprache für Psychische Gesundheit«) gegeben.